温病纵横谈（四）

主编　谷晓红

中国中医药出版社

·北　京·

图书在版编目（CIP）数据

温病纵横谈．四/谷晓红主编．—北京：中国中医药出版社，2020.1

ISBN 978 - 7 - 5132 - 5769 - 5

Ⅰ.①温… Ⅱ.①谷… Ⅲ.①温病学说 - 研究

Ⅳ.①R254.2

中国版本图书馆 CIP 数据核字（2019）第 235927 号

中国中医药出版社出版

北京经济技术开发区科创十三街 31 号院二区 8 号楼
邮政编码 100176
传真 010 - 64405750
保定市中画美凯印刷有限公司印刷
各地新华书店经销

开本 880×1230 1/32 印张 5 字数 89 千字
2020 年 1 月第 1 版 2020 年 1 月第 1 次印刷
书号 ISBN 978 - 7 - 5132 - 5769 - 5

定价 29.00 元
网址 www.cptcm.com

社 长 热 线 010 - 64405720
购 书 热 线 010 - 89535836
维 权 打 假 010 - 64405753

微信服务号 zgzyycbs
微商城网址 https://kdt.im/LIdUGr
官 方 微 博 http://e.weibo.com/cptcm
天猫旗舰店网址 https://zgzyycbs.tmall.com

如有印装质量问题请与本社出版部联系（010 - 64405510）

前言

　　温病学是一门临床基础学科，是中医学专业的主干课程。其中《温病条辨》更是被誉为四大经典著作之一。

　　温病学的基础理论及其独特的治疗方法是临床学科的基础，因此历来被认为是学习中医学的必修课程。温病学的辨治思路不仅对治疗感染性、传染性疾病有良好的指导作用，在内科、妇科、儿科、外科、皮肤科、老年病等系统疾患的治疗过程中，亦有广泛的实用性。此外，许多临床工作者对一些难治性疾病的治疗经验亦从温病学中得到了启发。

　　北京中医药大学历来重视经典课程的教学，是唯一进入"211 工程"和"985 优势学科创新平台建设"的中医药高等院校。由我校牵头，联合中华中医药学会主办了第四届全国温病学论坛暨温病学辨治思路临床应用高级研修班，论坛邀请多位著名的温病学医家和学者，倾囊相授关于温病辨治的学术思想和临床研究成果，与会者收获颇丰。本辑共收录了论坛9位专家讲座的精彩内容，文字尽量不加修饰，贴近讲座原貌，以期给予更多中医学子以温病学习上的指导，并给予长期从事临床的医生更多启迪与思考。

　　本书在编辑过程中，得到了许多研究生同学的支持，得到了中国中医药出版社领导和编辑的鼎力相助，在此一并表示衷心的谢意。也恳请读者给我们提出宝贵意见，以便再版时修订提高。

编者

2019 年 7 月于北京

2017～2018年流感疫情回顾与中西医应对策略分析 ｜ 099

王玉光

从"复脉辈"的临床应用看温病学派对《伤寒论》的发展 ｜ 117

刘景源

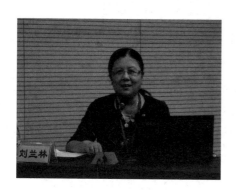

新安医家温病临证特色研究

刘兰林

　　刘兰林，教授，医学博士，硕士研究生导师。曾任安徽中医药大学中医临床基础教研室主任，现任安徽中医药大学教学督导，兼任安徽中医药大学学术委员会和学位评定委员会委员，安徽省中医药学会理事。省级精品课程《温病学》负责人及省级精品资源共享课程《温病学》负责人。主持多项国家级、省部级课题，公开发表论文60余篇，主编、参编学术著作20余部，获省级以上教学成果奖项4项、科研成果奖项3项。

非常感谢主持人的介绍，今天有幸受北京中医药大学谷书记的邀请，来参加第四次全国温病学论坛。刚才开幕式上讲到了温病学论坛办坛宗旨：从理论上给大家一些启发，从临床上给大家一些实用。这两点对我们传承温病学理论来说非常重要，我觉得温病学论坛确实做到了这两点。

今天我分享的题目是"新安医家温病临证特色研究"。新安医学产生和兴盛于古徽州地域，带有浓郁的地域特色，是中医药史上一个重要的医学流派。在我们安徽有"南新安北华佗"一说。

新安这个名称从哪里来的？在徽州地区有一条江叫新安江，它流贯浙江和安徽整个徽州地区，也就造就了新安地区。新安地区在清代的时候包括江西的婺源县，安徽的歙县、休宁县、黟县、祁门县四个县以及现在的三个区，基本上涵盖了皖南。新安地区地形以山区为主，气候环境是典型的潮湿湿热气候。

由于这样的地理环境和气候因素，从宋代开始，一直到当代，新安地区产生的医家一共有800多位，这800多位医家是以家族链的方式传承的。比如王氏内科，是原来的安徽中医药大学校长王键和温病老前辈王乐匋的家族。另外我们有黄氏妇科、外科张一帖，还有喉科郑梅涧。每个家族的传承都有地方特色，这也就是我们新安医学所具有的地域特色。在这样的地域特色里面，新安医学从宋代到清代，特别是在温病学形成的明清时期涌现了一批医家，他们在温病方面有独特的造诣，在理论上和临床上都非常有特色。

新安医学是地域性的，与现在广州的岭南学派、黑龙江的龙江学派等类似，地域性是新安医学的一大特色。

我记得2010年暑假，国家中医药管理局委托安徽省做了一个项目，是到安徽省东南西北各个地方进行民间医药调查。我当时带队到了皖南新安地区[1]，现在的黄山市这一片。我们整整跑了一个暑假，深入民间一线，收集到了很多宝贵的民间医疗技术，包括民间的医方、验方，发现新安医家对温病诊治有法，留下了许多珍贵医案。

新安医家在温病学方面的贡献很多，主要有汪机、孙一奎、郑重光、叶天士、程敬通、陈鸿猷、余

[1]

皖南新安地区：位于安徽省南部，地处皖浙赣三省交界处。历史沿革：徽州府→徽州地区→黄山市。

国珮、汪廷元、程文囿、郑梅涧、王仲奇、程门雪、王乐匋等众多医家。我们讨论温病学的临床特色，应该通过他们的医案，挖掘他们临证的时候怎么诊治温病，他们有哪些诊断思维方法，治疗有哪些好的方法，有哪些好的方子，这些我们都可以从医案里面得到好的思路。我们现在更喜欢看古代的书，除了理论以外，更喜欢看他们的医案。我觉得新安医家的医案是我们临证十分宝贵的财富。

在这些医案里面，温病方面我列举了这样一些医家，他们都具有出神入化的临床经验，并且各个都是儒医，因为从历史上来说，徽州地区的人民特别重视教育。我们在民间调查的时候还收集到一个牌匾，是清代留下来的"不为良相便为良医"，这八个字的牌匾常常出现在新安医家的诊室里面。

在古代还有一些徽商，和山西的晋商一样在商业领域是非常有名的。这批徽商也带动着新安医家从新安地区走向其他地区，比如温病大家叶天士、上海的丁甘仁先生等，他们的祖籍都是新安。伴随着徽商的发展，新安医学也不断向外发展。

我简单把新安医家温病临证特色归纳为六大方面。

一、 重视病史采集， 明确诊断， 匠心巧运

历代新安医家对温病诊治有法，注意询问病史，分析脉证，尤其重视病人的体质因素。如清代余国珮《婺源余先生

医案》，记载病暑误治堕胎一案：这个病人在余先生治疗之前临床的表现主要是"寒热，身疼头痛，烦躁口干，腹胀不食"。前面的医生用了香薷饮两剂，两剂以后不但主症不退，反而随之流产了。这时候不仅以前的症状没解决，腹部的胀更加严重了，之后的医生又给这位病人服了益母草膏未愈，又投了一些痧药[1]。用了这样三种治疗方法之后，病人不但病情没有缓解，反而症状不断加重，出现了汗出如雨，同时血下如崩。这时候已经深夜了，患者家属非常着急，就来找余先生治疗。余先生应诊并给患者把了脉，患者的脉象如丝，微细欲绝，情况非常紧急。余先生认为此时病情和病状可以攻补两进，但是脉一线微阴，补之恐怕来不及，腹胀还考虑到清暑，消胀可能危象立刻出现。他想了一会儿用了朱丹溪的一个方法，方用北沙参、大生地、当归、枣仁、龟甲、麦冬、蔗浆，这些药跟刘景源老师讲的吴鞠通在《伤寒论》复脉汤的基础上加减化裁六个复脉汤，实际上有相似之处。这个方多是填补肾阴的药物，龟甲是咸寒养阴，沙参是甘寒养阴，生地、沙参、麦冬实际上有增液汤的底方在里面，但是他重用了龟甲，就像吴鞠通在《温病条辨》里面讲的下焦肝肾空虚的时候要重镇滋填，此外加上当归和蔗浆来养血和营，枣仁主要是酸甘化阴。

[1]

痧药，中成药的一种，为开窍剂，具有祛暑解毒、辟秽开窍的功效。主治夏令贪凉饮冷，猝然闷乱烦躁，腹痛吐泻，牙关紧闭，四肢逆冷。

用了这个方法以后，患者症状减轻。余先生在医案里面还强调治疗要注意根据患者的体质状况，要询问他的病史，必须明确诊断，不要盲目用药。这个医案给我们的提示就是，我们在临床上治疗患者的时候一定要注重患者病史，明确诊断，特别是像这样的孕妇。在孕妇患温病的时候不要轻易使用香薷饮，也不要轻易用益母草膏。

由此可见新安医家在临床治疗方面是匠心独运的。我们编了一部书叫作《新安名医精华》，并参编了《新安名医医案精华》。我们编《新安名医医案精华》的时候翻阅了很多医家的医案，在这些医案里面，我们着重把医案的特色分析出来，使读者们在阅读的时候能够提纲挈领，充分理解和掌握名医医案里蕴含的临床思想。

二、 明分四时论治， 因时给药， 药证相合

我们通常讲温病是四时温病，是外感病，是感受外邪所引起的疾病。外邪一定是外在的病邪，外在病邪的形成一定会受到气候因素的影响，会受到地理环境的影响。所以我们经常讲"外感不外六淫，而民病当分四气"。在外邪形成的过程中，不同季节、不同地理环境，影响不同。在新安地区，气候潮湿，雨水比较多，山脉比较多，这样的环境与外邪的侵袭和温病的形成是有相关性的。新安医家在临床诊治四时

温病的时候强调因时给药，药证相合。这在孙一奎的《孙文垣医案》和《赤水玄珠》中都有体现。

《赤水玄珠·卷二·三吴治验》中记载了一个疫证的患者。患者临床表现为呕吐、烦躁，服了丘一斋大夫开的藿香正气散加砂仁、厚朴、山楂等药后"大吐大泻，热益增，头痛莫能当"。孙一奎在他的医案里写到，五月火令当权之疫，当以甘寒之剂治之，而不能用耗散元气的药物。用辛热香窜无疑是火上浇油，更容易耗伤人体津液。这时候他就开出了人参白虎汤，人参白虎汤实际上就是白虎汤加上人参。白虎汤是清泄阳明肺胃之热的，但是白虎汤本身就有清热保津的作用。我们在《伤寒论》阳明津热证中讲到，白虎汤在运用时要具备阳明证的大热、大汗、大渴、脉洪大"四大"证，其实白虎汤证候在温病气分证里面也是常见的。温病中，无论是风温病也好，暑温病也好，只要是在气分，单纯的温邪引起气分大热，高热大汗，这样的情况就是白虎汤证。这个患者发病在夏五月，这时候已经立夏了，他又生活在高温潮湿的地理环境里面，所以孙一奎认为应该用人参白虎汤，不可以用藿香正气散。

讲到藿香正气散，我想中医从业者可能都经常用到，比如梅雨季节、感冒的时候我们都会开一些藿香正气散。按照孙一奎的观点，藿香正气散在夏季火热当令，津液有损伤的时候还是要注意加减的。如果用藿香正气散再加上一些伤津的药物，比如厚朴、山楂、砂仁，就会耗伤气阴。上述医案中患者本质上有气阴两伤，一方面热邪偏盛，一方面气阴两伤，所以用人参白虎汤治疗。用了一剂药热邪就退下去了，再用了一剂药头痛也就止了。古代医家的医案都是非常真实的，孙一奎写了一剂那就绝对不是两剂。

新安医家在临证之时因时给药，强调时令季节，实际上就是强调温病的季节性特点。我们知道温病有四大特点，季节性、地域性、传染性、流行性。温病的发生以及我们临床诊病、用药时都应该考虑到其季节性。此外叶天士《临证指南医案》里面也强调四时辨证，他把小儿温病分为风温、春温、暑温、湿温等。

还有陈鸿猷《管见医案》里有一个医案，这个医案很能说明问题，它是使用龙胆泻肝汤的一个完美医案。这个病人是一个喜欢游猎的 26 岁年轻人。医案记载其"夏秋间患重病，月余医不效，已着床八日，不食不语，且不能扶动，匕则瞑眩[1]"。陈鸿猷给他治疗的时候，看他的脉象，左边的关脉数实大，按之如大豆一粒，搏指有力，余部皆软小（可以发现他在医案里描述的脉象都是有声有色的）。这时候病人的弟弟拿出 20 多张药单给陈鸿猷看，他一看前面的医生治疗的时候都是补泻温凉齐用。他就问是谁开的方子，他弟弟说都是自己家里面开的。陈鸿猷笑而挥

[1]

瞑眩一词最早来源于《尚书·说命篇上》："若药不瞑眩，厥疾弗瘳。"指头昏目眩、眼睛睁不开的症状。

去，乃抻纸书一龙胆泻肝汤，令服二剂当效。服了一剂以后患者能讲话了，身体也能动了，而且能起床了，可以自己下床走动。一昼夜又增服一剂，患者自己可以走出门外了，这时候病已十去其九，最后用六味地黄汤收尾。这个案例中患者的症状相对来说比较重，"不言不语不能动"，但是新安医家给他处方用药的时候就是龙胆泻肝汤。

陈鸿猷老认为此处用龙胆泻肝汤是因为患者夏秋季节感受了湿热。在夏秋季节雨水当令，天气比较热，雨水比较多，容易形成湿热病邪，何况这个患者喜欢游猎，在户外易被湿热病邪侵犯。这则医案告诉我们在临床上要灵活辨证，不管怎么说，这个病首先从审症求因来说是湿热，虽然患者症状是不言不语不能动，但治疗的时候还是可以予龙胆泻肝汤上泻肝胆实火，下清下焦湿热，用药上标本兼顾，两剂药病情就缓解了。

我们经常有误解，认为温病方不能治疗急性病，其实温病方在古代的时候治愈急性病的病例太多了。我为什么在择业时选择了温病教研室？因为在我大三的时候有三个月的临床实习，我和同学们全部分向各个地方的中医院。我当时去的就是现在的黄山市中医院，在当时是屯溪市中医院。在屯溪市中医院里面见到了很多老师，最有名的一个老师叫程道南，现在大家如果到黄山市屯溪老街，在青石板路上有一家药店，那家药店里面挂有程道南老先生的照片。程老先生现在已经故去了，但是他的徒弟现在黄山那边都是一方名医。

当时我们亲眼看到很多急性病患者用凉床[1]抬进医院，程老先生完全用中医温病的方法治疗。当时我们都学过温病，但是印象不深刻，给我们留下深刻印象的是这位老先生用得都是纯中药的治疗，但效果非常好。所以我毕业留校的时候就毫不犹豫地选择了温病。如果你亲眼看到过临床医生用中医温病的方法治疗急症，你会感受到温病学治疗急性病的优势，但是受限于现在的医疗分科，很多急性病患者没有来到中医科就诊。

三、 立论和缓为主，贵乎善变，不拘泥古

我们讲新安医家都是一些儒医，就像吴鞠通一样。他们的底蕴不仅体现在医学上面，还体现在做人上面，在文化素养方面。他们的书法非常漂亮，画画也很漂亮。这样一批医家，在漫长的行医过程中强调和缓，当然这个和缓也不是一成不变，要善变，要遵循古人的经验，他们当然也认可《内经》《伤寒论》，但是师于古而不泥于古，这个特点在新安医家身上有着鲜明的体现。

清代新安医家汪廷元《赤崖医案》记载一中年男性因旅途外感温病，热邪熏灼，津血枯涸。患者是江

西人，江西婺源在清代的时候属于徽州新安地区，只是现在划分到江西去了。这个江西人到徽州探亲的时候，旅途中由于感受了温邪而导致津血枯涸。

这个病人症状很严重，请医生治疗了20多天都没有解决问题。表现为水浆不入，大便不通，唇焦舌黑，骨立皮干，僵卧不能动，目合肢冷，已议备棺待毙。这时候有一个熟人想起请汪廷元医生诊治。汪廷元给他诊治的时候发现其脉象似有似无，但是趺阳脉幸未绝，说明他卫气是尚存的，这时候他就仿照古人的方法，经云"精不足者补之以味"，所以就用了古人的猪肤汤。他用带皮猪肉四两，粳米三合切洗入锅内煮，候米肉融化，滤渣取汁一碗，又取梨汁一大杯，生蜜半杯，与米肉相间，缓缓呷之。半夜的时候患者已经半目微开，手足微动，喉间微作呻吟。次日家属又来跪求立方，汪廷元正色言曰："此便是方，既有效矣，再如法行之。"三日唇舌转润，退去黑壳一层，始开目能言，是夜大便行，初下燥屎，后微溏，脉亦稍能应指，再与六味地黄加减逾月而愈。

这个医案告诉我们，临床上即使一些重病，治疗的时候也要善于变化，不拘泥古。汪廷元用猪肤汤治疗，实际上也有变化，他在猪肤汤里面用了梨汁、生蜜，都是润燥养阴的。这个医案告诉我们食疗方用之得当也是非常有效的。这就联系到现今在大健康理念下，很多患者如果能够用食疗方法治疗，既能减轻负担，又安全、有效，何乐而不为呢。而且这样的食疗方在价格方面比药物经济实惠。所以在汪廷元的

《赤崖医案》里面我觉得体现了新安医家在临证的时候善于变，而且比较和缓，师于古又不拘泥于古。

四、 制方用药神奇， 戒偏戒杂， 平正中和

这仍然和新安医家儒医的特点有关，他们在临床上比较强调平正中和，跟现在的一些流派不一样，比如火神派。火神派在昆明举办了全国中医内科、妇科的高级师资班，当时我也去了，我亲眼看到他们附子用到50g，甚至100g，而且用的都是颗粒冲剂。最典型的一个例子，我印象很深的，是一个慢性乙肝的年轻人。他是一个挂职干部，这个患者当时是复诊病人。给他治疗的那位老先生是吴佩衡，吴老的处方里面就是用的附子50g，里面也用了一些茵陈。患者的舌苔是黄腻的，吴老认为这个黄是寒湿之黄，不是阳明之黄，所以得用茵陈附子汤。我当时心里很困惑，便请教了老先生，这个患者转氨酶高，肝功能有损伤，他的舌苔是黄腻苔，按照温病的理论应该是清热化湿，用伤寒里讲的茵陈蒿汤，而不是茵陈附子汤，而且附子居然用到50g？但是老先生解释说，这个舌苔是嫩黄，不是老黄，这个嫩黄是寒湿发黄。

我们新安医家临床上用药强调平正中和，戒偏戒杂忌燥。比如《婺源余先生医案》里面强调，治疗肝郁的病人现在不管什么情况，一般都喜欢用一些疏肝理气的药，如柴胡、香

附、延胡索、绿萼梅等。但是新安医家疏肝理气的时候强调要用一些"柔肝"的方法，治疗肝郁用柔肝而不是疏肝，比如使用青皮、陈皮、木香、香附、玄胡、沉香、乌药这些药物的时候就一定要注意。

那么用哪些药物来柔呢？他们在临床上用沙参、生地黄、鳖甲、知母等一些甘寒养阴生津和咸寒养阴生津的药物来柔肝，这也是他们临床用药的一个特色。对于肝郁的患者，在临床无论是消化系统疾病也好、脾胃病也好、肝胆病也好、妇科杂病也好，疏肝理气的药物用得太多了，但是新安医家主张用柔，而不是用疏，不是用燥。所以你看绿萼梅它出自安徽皖南，是新安名药，在临床的时候我们喜欢用，它疏肝理气，不燥热。绿萼梅和佛手相配，这是一个药对，佛手同样不燥烈。

在临床上我和新安医家的观点相似，少用香附，少用延胡索，少用青皮，少用木香，少用乌药等辛温燥烈的药物，这也体现了新安医家用药平正中和的特点。当然每个地方用药特点不一样，在西北高原地区用药可能就猛一点，这与江南地区就不同。为什么温病学产生在江南地区、形成于江南地区，而伤寒论产生在河南南阳，实际上地理环境对医生用药和临床诊治是有影响的。

当然还有其他医家，像孙一奎《孙文垣医案》里面，温疫治疗几乎离不开甘寒或甘微寒之品，其中以石斛、知母为多，还包括天花粉、竹茹、淡竹叶等药，旨在滋阴润燥。此外就是叶天士，我们知道叶天士临床治疗温病的时候，也是强调要时时刻刻顾护津液，因为温病是温邪引起的，容易损伤津液。温病的顾护津液在温病临床各个阶段都有使用的机会，时时刻刻顾护津液不仅是新安医家治疗特色，也是整个温病治疗的特点。所以我们在治疗过程中，在各个阶段都要顾护津液，不是后期才顾护津液。实际上你看《温病条辨》里的方子，在温病初期、中期、末期都要顾护津液，只是不同时期顾护津液的比重不同而已。初期的时候大家都用了银翘散、桑菊饮，用银翘散的过程中有没有顾护津液的思想？有的。银翘散不仅仅是清热透邪的，它也可以顾护津液，它里面有芦根，有甘草。吴鞠通就是因为考虑到疾病后期会损伤津液，所以事先加上了芦根和甘草，这是一种预防性治疗。当然到了温病后期，由于整个过程中热邪损伤津液，所以后期养阴生津的思想要占主导地位，对于后期的治疗他提出了几个加减复脉汤。而叶天士的顾护津液和吴鞠通的顾护津液是有一些差别的。叶天士是我们新安医家，他顾护津液的同时喜欢用丹皮、阿胶等来养阴润燥，在吴鞠通的《温病条辨》里面也有用到黄连阿胶汤的时候，那是集成了《伤寒论》的思想。叶天士在临床的时候就考虑到了这一点，他的养阴润燥平正中和的思想就是考虑到要戒偏戒杂。戒偏戒杂还体现在他的临床处方过程中，翻开《临证指南医案》，我们会发现在医案里面他的戒偏戒杂思想体现得非常明显，整个处方基本上都是六味药，用药的味数很少，不像现在的方子开出来都是几十味药。当然《临证指南医案》可能也受到《伤寒论》的影响,《伤寒论》里的方子也是这样,药味不偏不杂,我觉得叶天士也体现了这一特点。

此外值得一提的是清代新安医家在喉科方面有突出贡献的郑梅涧。郑梅涧擅长喉科,在《重楼玉钥》里面创立了养阴清润的方法,用养阴清肺汤来治疗白喉病。白喉病在古代也是属于温病的范畴,他的这种养阴清润的思想,也是温病治疗上面一个很重要的学术思想。

除了戒偏戒杂外还强调寒温并用,无论是在《杏轩医案》还是在《程门雪医案》里面都有体现。程门雪也是我们新安人,老先生曾经在上海中医学院任教,是很著名的一位老先生。他在临床治疗的过程中,也是强调寒温并用。患者寒热初期,没有汗,并且出现了头痛、肢体酸痛、口干苦、舌苔腻,他除了清化的药物,还加了甘露消毒丹15g包煎。他在临床上喜欢用一些温病的方,如桑菊饮等,甚至把一些伤寒的方和温病里有名的方结合使用。我觉得这种特点可以视为现代临床的寒温并用,这个寒温并用不一定是寒药、热药,可能是伤寒方和温病方同用,这给了我们一个很好的启示。

新安第14代传人王乐匋先生,是《温病学》五版教材的副主编,也是我的老师,他在临床治疗温病过程中既注重滋阴润燥,又兼顾泄热,根据病情需要,将寒热药物协同为用,他在临床上喜欢用附子,在温病治疗中也用热性药。

五、 善于调拨气机， 用药灵动， 圆机活法

这主要体现在两个方面。一是治湿体现气化用药。新安医家喜欢用一些宣气化湿的药物。其实在温病里面讲究气行则湿行，所以治疗湿的时候一定要宣气。气化用药在新安医家的医案里面也非常有特色。二是治温强调轻清透邪。新安医家治疗温病，处方以轻清灵巧见长，以轻药治大病，轻以去实，这是新安医家临床用药非常重要的特点。不仅体现在药物质地轻清，还体现在药物用量少，药味也少，所以在新安医学里面有一派叫作轻灵派，以叶天士、程门雪、王乐匋等为代表，他们在临床上强调轻清透邪，四两拨千斤。

六、 注意投石问路， 以药测证， 试探治疗

他们在临床遇到危急重症的时候，在暂时还拿不出一个周全的方案的时候，往往试探性用药。叶天士《温热论》里面讲，治疗湿邪的时候，面色白者需要固其阳气，这时候用化湿药也要注意少少予之，慎不可直率而往也，这是一种试探性的治疗。

从宋代开始，特别是清代到近代，一直到当代，对温病

学的形成、发展、传承来说，新安地区的医学对温病学是有贡献的，而且是比较大的。温病学的学术思想也在新安医家身上体现得淋漓尽致，在他们的临床特点上都有反映。

当然现在我们新安医学在温病方面还有很多不足之处，还需要我们在今后的研究中不断加强。近两年我带国内和国外的研究生，新安医学研究这一块做得比较多。我觉得要把新安医学中宝贵的温病学术思想传承下去，所以我们就做了一些医案研究，通过大量的医案整理，运用现代科学技术，用数据统计的手段，用因子分析等，把新安医家治疗温病的用药特色体现出来，这在我的学生的研究论文里面也体现出来了。

我们这两年研究新安医学发表了一些文章，如《基于新安医家医案著作的温病学研究概况》《从明清新安医家脉案探析其临床诊疗特点》《新安医案研究概述》以及论著《新安名医医案精华》等。此外，今年暑假我们一批新安学子们又到了新安地区去了解新安医学的传承。我觉得这对新安医学的发扬有意义。我们还要进一步发掘新安医学中温病方面的特色。

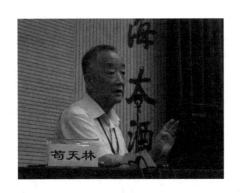

苟天林

温病学的时代启示

苟天林，北京中医药大学高级访问学者。曾任西藏自治区党委常委、宣传部部长，《光明日报》党委书记、总编辑，《党建》杂志社副社长。曾任第十一届全国人大常委、人大代表、专委。荣获1999年全国民族团结进步先进个人、2000年全国先进工作者（劳动模范）。

尊敬的各位老师、各位同学、各位同志，非常荣幸受邀参加此次温病学论坛，这对我确实是一个难得的交流和学习机会。在向会场内的各位老师请教学习的过程中，特别是在向威海市各医院的专家学习过程中，我深有感触。

　　恰逢党的十九大，全党、全国，包括我们中医药战线和温病学界都在深入学习贯彻党的十九大精神，都在思考我们工作怎么开展，我们所承担的职责如何传承、创新、振兴、发展，所以我觉得我们这次论坛的举办时机很好。同时，我们这次开会的地点很特别、很重要。威海对我们国家、对我们民族而言具有特殊的历史意义。特别是在近代中国，威海是北洋水师所在地——北洋水师曾经是亚洲最强大的舰队，可惜甲午一战全军覆没。梁启超先生讲了一句话，"唤起吾国四千年之大梦，实自甲午一役始也"，说得多到位啊，多给人以启迪啊！从鸦片战争以来，英国、日本、德国都先后把威海作为侵略我们国家的第一个基地，威海的军民率先进行了抗击外国侵略的斗争。洋务运动时期，成立了以威海为基地的强大的海军舰队，以求实现民族复兴。可惜的是，仅有大军舰，仅有大射程的枪炮，不等于我们的民族强大。正如梁启超先生所说的"实自甲午一役始也"，我们的国家自此各个方面都衰落，各个方面的病证越来越深，以至于后来出现了"二十一条"。

威海的地理位置也非常重要，我们18000km的大陆海岸线，威海占了1/18，是全国地级市里面海岸线最长的地方。特别让我们自豪的是，我们这个城市走出了北京中医药大学的党委书记，走出了中医药战线一名杰出的领导，走出了温病战线的领军人物——谷晓红教授。谷教授从威海走来，从威海沙滩上晾海带的烈阳下走来，从威海建筑工地上做小工的队伍中间走来，从威海山区里老百姓种庄稼的汗水中走来。威海的精神、威海的历史、威海赋予的责任和威海父老乡亲滋养的智慧和高尚品德仍在今天熠熠发光，使谷教授成为我们学习的榜样，成为我们党的干部队伍中的骄傲。所以，首先我向威海市的父老乡亲、医务工作者表示深深的敬意，向我们论坛的成功举办表示衷心的祝贺！

我的汇报主要围绕"中医药在近现代的战略地位""温病学在近代的历史功绩"和"温病学在当代的重要意义和启示"三方面展开。

一、 中医药在近现代的战略地位

中医药早在古代中国就备受官方重视。《七略》[1]作为中国第一部官修目录和第一部目录学著作，第一次把中医药学作为方技与六艺、诸子、诗赋、兵书、术数分开，专门列为一略，这是相当了不起的！这表明中医药在当时就已经是人类文明的一大重要成果了。正因为我们祖先对中医药学这样重视，中医药学才能在几千年来得以传承不断。

我认为现代中国对中医药的定位具有"两次飞跃"。第一次应该是中华人民共和国成立初期。毛主席认为，中医药学是一个伟大宝库，是我们中国对世界的贡献，是文化遗产。毛主席所说具有三个意义：第一，突破了我们祖先把中医药学作为方技的认识；第二，鲜明地回击了"废医论"；第三，展示了中华民族历经苦难站起来的高大形象。把中医视为"对全世界的贡献""伟大宝库"，只有站起来的中华民族才能有这样的气魄和深刻判断。

第二次飞跃是2010年和2015年习总书记的重要讲话[2]。总书记强调，中医药学是古代科学的瑰宝，是打开中华文明宝库的钥匙，中医药振兴面临"天时地利人和"。我们要怎么办？基于这个问题，总书记提出了对中医药工作者的希望，再加上国家召开的全国卫生健康工作大会以及十九大形成的"建设健康中国战略"和"为人民群众提供全方位全周期的健康服务"的总目标——这些重要战略部署深刻揭示了中医药学的内涵，阐述了中医药学的重大意义，展示了中医药学面临的发展机遇，为中医药学的传承发展指出了明确方向。习总书记经常将中医药学与中华文明的根和魂紧密联系在一起，将它与中华民族站起来了、中华民族富起来了、中华民族怀揣中国梦、（中华民族）正在谋求强大起来的历史进程中联系在一起——这深刻地印证了中医药学和我们民族振兴发展的命运是密切相联系的。

在此基础上，我国制订了第一部《中医药法》。而屠呦呦教授获得诺贝尔医学奖——这是中医药学界获得的诺贝尔奖。国家还发表了《中国的中医药》白皮书，在"白皮书"中有两段话专门提及了我们的温病学，特别是提出了温病和时疫的防治原则及方法，形成了温病的理论和实践体系。这两段话都有着深刻意义，第一段话向全世界说明中医药是我们中华民族的原创，中医药是中华民族的智慧结晶，这样的评价对得起祖先，对得起民族，对得起今天，也为后人负责。第二段话面向世界彰显了温病学的防治原则和方法，全面介绍和肯定了温病学的理论和实践体系。

"白皮书"是当今世界国家对国家的官方文件，是公开的、面向全世界的、所有国家平等的、最高规格的文书。国家把中医药学用法律的形式规定下来，又用白皮书的形式向全世界展示，意义极其重大，标志着党和国家对中医药学的认识实现了进一步飞跃，反映了历史的必然。

二、 温病学在近代的历史功绩

鸦片战争是中华民族一个重大的由盛到衰的转折点，而我们温病学正是在这个时期形成和发展的。明朝末年吴又可开始提出"戾气"学说，到清代"温病四大家"叶天士、薛生白、吴鞠通和王孟英，这些温病大家形成了温病学的理论体系和实践体系。可以说，温病学的创立和《本草纲目》《古今图书集成》《四库全书》、开辟海上丝绸之路一样，是中国古代强国发展的一个重要标志。

也正是在明朝后期和清代，以英国为首的帝国主义国家以鸦片作为武器不断向我国发动侵略。我们的祖先虽然没有明确的记载，但实际上鸦片在汉代就传入我们国家了，只是汉代传入以后一直没有推广。对于鸦片，我们的祖先对它是有清醒认识的——它是一味药，可以治病，但是它也是毒品。李时珍写《本草纲目》的时候专门讲到"阿芙蓉（即鸦片）前代罕闻，近方有用者"。英国把印度作为殖民地以后，由东印度公司强迫印度和巴基斯坦的老百姓种植鸦片。因为英国的扩张心态不满足于仅把印度作为它的殖民地，中国是它的目标之一。然而，英国没有其他的商品能够向我们这个古老的、农耕文明特别发达的东方国家输送，但又迫切希望得到中国的丝绸、瓷器和茶叶等有价值的商品。在巨大的贸易逆差的驱使下，英国发动了鸦片战争。帝国主义的本性不可改变，他们知不知道鸦片有毒？他们完全知道，英国女王、皇室曾经命令将所有吸鸦片的英国公民处以极刑。但是英国人偏要强迫印度和巴基斯坦的老百姓种植鸦片，就是想用它打开我们的大门——事实上他们正是这么做的。在这个过程中，温病学功勋卓著。王孟英就曾把鸦片对人造成的危害专门写成了文章教育民众。朝廷里面的一批忠臣深知鸦片的危害，以林则徐为代表，不断上书，要求禁烟。同时温病学界一批大家不断探索和揭露鸦片对人造成的危害。

林则徐在禁烟过程中不仅仅像大家都知道的那样带领着老百姓收缴鸦片，把鸦片销毁掉，然后带着军民抗击英帝国主义的侵略，他还做了一个非常重要的工作，就是为当地的很多烟民戒烟。他先后和几名中医朋友一起研究，收集了十多首药方，最后反复比较形成了四首药方：忌酸丸、扶正方、四物饮和瓜汁饮[1]。林则徐给道光皇帝分析鸦片对人体危害的时候用的正是温病的病因病机学说——三焦辨证、卫气营血辨证，这显然突破了伤寒的六经辨证。林则徐在分

[1]

忌酸丸：生洋参五钱，白术三钱，当归二钱，黄柏四钱，川连四钱，炙黄芪三钱半，炙甘草三钱半，陈皮二钱半，柴胡二钱半，沉香二钱，忌火，木香二钱，忌火，天麻三钱，升麻一钱半。

扶正方（各药剂量俱照前方）：生洋参、白术、当归、黄柏、川连、炙甘草、陈皮、柴胡、沉香、天麻、升麻。

四物饮（简便戒烟药方）：赤砂糖一斤，生甘草一斤，川贝母八钱，去心，研细，鸦片灰三钱，瘾重者四钱。

瓜汁饮（简便戒烟药方）：南瓜正在开花时，连其叶与根、藤一并取下，用水涤净，于石臼中合而捣之，取汁常服，不数日宿瘾尽去。甫经结瓜者，连瓜捣之，亦可用。

析鸦片对人造成的危害时，专门拿呼吸道疾病患者和正常抽草烟志愿者的身体机能变化做对比说明，这些都是和温病学家们一起分析商量的。林则徐当时在奏章里说到，其他的病证是从表及里，先是上焦再到中焦再到下焦，而鸦片是直通五脏，首先进入肝肾，然后鸦片的味道通过经络和气血运送到全身，所以那些瘾君子开始抽烟的时候觉得难受，随即飘飘欲仙，导致上瘾。我认为，这个认识和遣方思路是温病学思想指导下的产物。治疗时考虑到燥性药味能贯通全身经络，通畅三焦，然后加上补肾、补肝、补脾、活气血的药物，同时还要用三钱烟灰，就是让上焦对鸦片的味道产生一种厌恶感。这些综合起来形成了忌酸丸。忌酸丸是主方，在这个基础上通过加减形成了扶正方。林则徐考虑得非常周到，这些药用一剂两剂难以奏效，瘾君子们早已家财散尽，所以又创制了后面的四物饮和瓜汁饮，有效降低了治疗成本。瓜汁饮就是把南瓜的根、花、藤一起榨成汁喝，农村人家直接拔一个南瓜就可以制得。有案例记载，坚持服用半个月后，瘾君子从原来的骨瘦如柴恢复成了白白胖胖的样子，气血也都调和了。林则徐对鸦片上瘾的机制分析得特别详细，我向很多老师都请教过，这与温病学对疾病的判断是一模一样的，组方的原理也遵循了温病学术思想。

所以在抗击鸦片的战争中，温病学做出了卓越的历史贡献，这在中国近代史上应该是大书特书的一笔，也应该是让中医药学和温病学深感自豪的一大贡献。当地老百姓非常感激林则徐，在忌酸丸基础上又增加了 3 味药，名为"林十八方[1]"，并沿用至今。这体现了老百姓对鸦片战争时期的民族英雄的感念，纪念英雄们一方面抵抗帝国主义侵略，一方面用温病学的原理配制药方帮助有烟瘾的群众戒除烟毒。所以温病学建立的这个卓越的历史功勋我们深为自豪，应该永载史册。

[1]

忌酸丸原方 15 味药，加上杜仲、甘杞子、炒枣仁，即世称"林十八方"。

三、 温病学在当代的重要意义和启示

中华人民共和国成立以后，温病学也发挥了巨大作用。老一辈的中医大夫讲过，当时治疗北京城里性病和消灭血吸虫病都用了温病学的方子，而且对抗疟疾、流行性脑炎、流行性感冒，中医药都发挥了重要作用——都是以温病学的学术思想和诊疗方法为基础，收效很好。

温病学在抗击重症急性呼吸综合征（SARS）过程中具有突出贡献。谷晓红教授最早专门提出 SARS 属于温病，中医要早期介入。不管是在课堂上，还是在各级研究防治 SARS 会议上，谷教授都强烈呼吁，同时提出了具体方案。后来谷教授又作为首席专家带领北京的专家和北京中医药大学的中医团队，奋战在长辛店中医院、东直门医院、东方医院等第一线，贡

献卓著，最后在抗非总结的时候党和国家都给予了很高的荣誉，专门提出了表彰，这是谷教授团队的光荣，也是中医药和温病学的光荣，同时也是我们民族的光荣。

习总书记在振兴社会科学的大会上反复强调我们要创新，提出创新成果的"三个标准"及"六个性"，即继承性、民族性、原创性、时代性、系统性、专业性。我们回顾温病学的理论和实践，再看白皮书上对温病学的肯定，再学习总书记说的这些话，温病学完全具备总书记提出来的继承性、民族性、原创性、时代性、系统性、专业性的特点。温病学为中华民族的健康所创造的智慧、做出的贡献永载史册，也为我们今天在新时代、新的历史方位上实现中医药的创新发展提供了多方面的启示。

一是历史方位的启示。温病学的产生不是凭空的，它是在特定历史条件下产生的，并在特定历史条件下发挥了作用。今天我们所面临的历史条件在中华民族历史上也是少有的，是我们温病学创新、发展的重要时机。温病学最初形成的时候是中华民族从盛到衰的历史节点，现在我们处于中华民族从站起来、富起来到强大起来的伟大历史时刻，我们温病学同样大有可为。

二是创新基础的启示。天人相应、心神相应、整体观念、辨证论治和中药的四气五味、归经配伍等基本理念，是中医药学的深邃智慧，是中医药学的根基和灵魂。在先人创造的丰富思想材料基础上，我们和实际相结合、创新发展，形成了温病学的体系。

三是创新实践的启示。温病学大家们都是在第一线中成长的。创新实践的重点不在实验室，而是在群众健康、民族健康最需要的第一线。

四是创新精神的启示。温病学先辈们的高尚精神，也是我们的民族精神，是我们的历史根魂，是我们的时代创造，不仅仅对我们自己的专业有作用，而且我们在做各方面的工作时同样受用。我觉得谷教授和在座各位老师都为我们做出了榜样——比如学习十九大的时候谷书记给全校党员和师生提出的要求就是贯彻十九大精神，要做到四句话"为人民谋健康，为事业谋贡献，为学校谋发展，为师生谋幸福"，充分结合了党的意志与客观现实。温病学的精神对我们今天的创新发展也会注入强大的动力。

温病学充分体现了中医药的优势，体现了中医药的历史贡献，在新的时代我们中医药一定能够做出新的更大的贡献！

消化系统疾病湿热证的治疗——开泄法和苦泄法的运用

冯全生

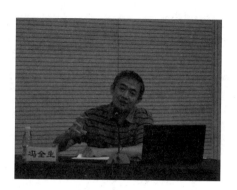

冯全生，教授，博士研究生导师。现任中华中医药学会感染病分会、防治艾滋病分会副主任委员，世界中医药学会联合会温病分会副会长，四川省中医药学会温病与感染病专业委员会主任委员，国家传染病科技重大专项、国家自然科学基金项目评审专家。近五年先后主持国家科技重大专项和国家自然科学基金等多项课题，主编、副主编专著10余部，发表学术论文70余篇。

谢谢主持人。我是第一次来到这个地方，这也是我们温病学领军人物谷校长的家乡，我感受到了山东人的热情、好客。

今天和大家分享的是我读经典、做临床的一些体会，这些案例是我个人治疗的一些病例，供大家参考。今天其他的专家也讲到了，确实要读经典、做临床，并在临床中反复感悟经典，这样才能发展经典，进而推动中医事业的发展。

我和大家交流的题目是"消化系统疾病湿热证的治疗——开泄法和苦泄法的运用"，开泄法和苦泄法这两种治法，与叶天士关系密切，《温热论》第11条说："再人之体，脘在腹上，其地位处于中，按之痛，或自痛，或痞胀，当用苦泄，以其入腹近也。必验之于舌：或黄或浊，可与小陷胸汤或泻心汤，随证治之。或白不燥，或黄白相兼，或灰白不渴，慎不可乱投苦泄。其中有外邪未解，里先结者，或邪郁未伸，或素属中冷者，虽有脘中痞闷，宜从开泄，宣通气滞，以达归于肺，如近俗之杏、蔻、橘、桔等，是轻苦微辛，具流动之品可耳。"

我结合这一条和大家交流两点。一是历代医家对开泄法和苦泄法的认识；二是临床怎样运用开泄法和苦泄法治疗疾病，主要从叶天士的角度出发，对于中焦湿热类疾病，我们如何更好地应用。

一、开泄法和苦泄法概述

关于开泄和苦泄，历代医家的认识很丰富，最早可以追溯到《内经》："辛甘发散为阳，酸苦涌泄为阴"，辛味的药物属阳，发散轻扬；苦味的药物属阴，清热降泄，这是开泄和苦泄治法的起源。《伤寒论》列出以泻心汤为代表，辛开的姜、夏，和苦泄的芩、连并用的一系列方剂。虽然它针对的是脾，实际上从部位来讲，除了脾胃以外还涉及肠。李东垣《兰室秘藏》的枳实消痞丸则进一步发挥，辛开的药物能够顺应脾之升清，苦泄的药物能够顺应胃之降浊。到了叶天士，《临证指南医案》中说："辛以通阳，苦以清降"，这是我们学温病的人最熟悉的一句话，它对该治法的深入理解起到了画龙点睛的作用，其中半夏、厚朴、姜等起到辛以通阳的作用，黄连起到苦以清降的作用。《温热论》中叶天士用小陷胸汤或者泻心汤进行治疗，用杏、蔻、橘、桔进行开泄；后来吴鞠通的《温病条辨》里面已经有系列的方，这些方我后面会给大家介绍，比如苦辛寒法、苦辛温法等。

我们归纳一下苦泄法，叶天士继承张仲景的思想，但是针对脾的具体治疗机理不同，《伤寒论》里主要归结于寒热互结，寒热错杂，所以要辛开苦降，平调寒热。到了叶天士，同样治脾，辛开苦降是用以分解湿热。所以注意事项里面，《伤寒论》的脾病治疗要防止误下伤中，湿热脾病则需慎用甘温补益，以恐碍湿。这是对两个治法的归纳，其辨证、治疗、舌象、主症方面都有所区别，比如叶天士的苦泄法可见舌苔"或黄或浊"，要"有地之黄"。

我的题目是"消化系统疾病湿热证的治疗"，内容与中焦关系密切，为什么叶天士的关注点在中焦呢？无论是开泄还是苦泄，核心都是恢复脾胃气机的升降，使脾胃能够通，使中焦能够平，以达到治疗效果，即"泄湿化浊，升降气机，以通为用，以平为安"。叶天士的条文给我们很多启迪和思考，这些条文体现出他认识疾病的思路和出发点，以及他如何发扬了伤寒的思想。

周学海在《周氏医学丛书·温热论》中说："苦泄直降，开泄横疏，分际最宜斟酌"，直降和横疏体现了如何恢复气机的正常升降。苦泄为什么要直降？因为热在里，热不出则气机升降失常。金寿山提到"结为解"，作为开泄和苦泄的区别方法，即前面说到的湿热当中湿重是开泄，湿热并重或者热重是苦泄，在这能够充分地体现。

二、 对开泄法的认识

以苦辛温之品，宣展气机，泄化湿浊之法即为开泄法。苦能燥湿，辛能通，温能运，这样才能共同作用以达到治疗的效果。叶天士说"宜从开泄、宣通气滞"，举得杏、蔻、橘、桔就是流动之品进行开泄，在临床选择药物时要注意这些。吴坤安《伤寒指掌》说："此湿邪结于气分。宜白蔻、橘红、杏仁、郁金、枳壳、桔梗之类，开泄气分，使邪仍从肺分而出，则解矣"，这是对叶天士思想的发挥。吴鞠通一系列的方药也体现了叶天士的思想，我后面一起讨论。章虚谷注解叶天士《温热论》说："其中有外邪未解，里先结者，或邪郁未伸，或素属中冷者，虽有脘中痞闷，宜从开泄，宣通气滞"，提出了不可乱投苦寒泄泻，以伤阳也，即防止伤阳。后来吴鞠通五个加减正气散的四加和五加为什么会出现这种情况？可能与他意识到临床上有些医家误治伤阳故而导致湿邪加重有一些关系。王士雄说："凡视温证，必察胸脘，如拒按者，必先开泄。若苔白不渴，多夹痰湿，轻者橘、蔻、菖、薤，重者枳实、连、夏皆可用之，虽舌绛神昏，但胸下拒按，即不可卒投凉润，必参以辛开之品，始有效也。"诸如这些，都是关于古代医家对开泄法的认识。

我的体会是，在临床上开泄法适用于急、慢性胃肠道炎症，幽门螺杆菌感染，胃、十二指肠溃疡，胃肠道息肉，肠道憩室，反流性食管炎，肠易激综合征等出现脘痞，舌苔白腻的情况，以湿浊偏盛、困阻中焦为病机的病证都可以用。

我认为有六种开泄的方法。一是宣肺开泄，叶天士用杏、蔻、橘、桔就是以流动之品达归于肺，虽是针对中焦脾，但可通过宣肺拉动脾胃气机的升降；二是芳香开泄；三是理气开泄；四是温燥开泄；五是淡渗开泄；六是运脾开泄，此为吴鞠通《温病条辨》中体现的思想，重视运脾开泄。运脾不等于健脾，不等于《伤寒论》用参、枣、草来补益，现在的生活中很少有单纯的脾胃虚弱需要大补的情况，多是通过药物调理促使脾胃的运化，如山楂和神曲，称为运脾。运脾在《温病条辨》里面体现得比较经典。上述六个方法都属于开泄法，临床使用需要综合考虑，有时会有侧重，比如患者出现舌苔白厚腻、纳差，这种情况下我们可能要重用芳香开泄的药物，如果出现腹胀则要重用理气开泄的药物。如吴鞠通说的"脘连腹胀，大便不爽，一加减正气散主之"，里面理气开泄的药物占了大部分。

下面跟大家交流我临床上喜欢用的几个方剂：

1. 一加减正气散

《温病条辨·中焦篇·湿温》第58条载："三焦湿郁，升降失司，脘连腹胀，大便不爽，一加减正气散主之。藿香梗二钱，厚朴二钱，杏仁二钱，茯苓皮二钱，广皮一钱，神曲一钱五分，麦芽一钱五分，绵茵陈二钱，大腹皮一钱。"大家看此方的组成如何体现开泄的方法：宣肺开泄有杏仁，理气开泄有藿香梗、厚朴、大腹皮、陈皮，临床上大家习惯用藿梗、苏梗，二梗合用，芳化有藿香，温燥有陈皮，还有淡渗、运脾的药物等。从方剂的配伍组成可以看出此病应该是以腹胀为主症。由此可以窥见吴鞠通确实是伟大的医家，1798年撰写《温病条辨》的时候他只有40岁。吴鞠通擅长继承和发扬古人，现在有很多人跟师，我是第三批师承，现在到第六批，"优才"已经是第四批，在跟师的过程中怎样吸取名家的经验，怎样跟随老师学习、发扬，这些很重要。吴鞠通很多思想都是来自于叶天士在温病中的思想，他吸取了张仲景等诸多医家的精华，其中叶天士对他的影响很大。他将《临证指南医案》里个案的特殊性上升归纳出普遍性，并用条文的形式反映出来，这就是一种发展。

我治疗过一个女病人，53岁。2016年9月10日初诊。主诉为胃胀不适4个多月。症见胃胀不适，下午及夜间尤甚，矢气则舒，偶伴有胃脘部隐痛、舌尖痛，纳差，眠差，二便调。舌淡红，苔白稍腻，脉微弦。2016年5月5日四川省人民医院胃镜检查示慢性非萎缩性胃炎伴糜烂，胃体多发息肉，较大者约0.3cm，十二指肠球炎。

此病例辨证为三焦湿郁，升降失司，兼气滞血瘀。治法为开泄湿浊，理气运脾，活血祛瘀。方用一加减正气散加减。藿香20g，厚朴15g，陈皮15g，茯苓15g，杏仁10g，大腹皮15g，黄芩15g，建曲20g，炒麦芽20g，枳实15g，苏梗20g，青皮20g，桃仁20g，丹参20g，三棱15g，焦山楂20g，竹叶25g，茯神25g。

二诊：诉胃胀明显好转，已无舌尖痛，现偶有胃胀、胃脘部隐痛，饮食及睡眠亦较前改善，二便调。舌淡红，苔薄白，脉微弦。

予原方加绿萼梅20g，甘松10g，理气止痛；荔枝核20g，行气散结止痛。后多次于门诊复诊，先后反复予原方加减药味治疗，共服药约34剂，于2017年4月18日至四川省人民医院复查胃镜示慢性非萎缩性胃炎。长期门诊随访，息肉未复发。

2016年初诊时，患者最主要的问题是息肉特别多，胃体多发息肉，有子宫肌瘤、卵巢囊肿和乳腺小叶增生。西医的处理方法多为经胃肠镜电烧，我认为有时候没必要，因为多发息肉烧后下次其他部位又长，而中药则能够起到整体的调理作用。服用此方以后，患者的乳腺增生消了，子宫肌瘤缩小了。这个病案体现出中医的整体调理作用。虽然是治疗胃肠，但整体看来是调理病人的气血。二加减和三加减正气散都使用开泄法：二加减正气散的适应证有经络阻滞，因此要宣通经络；三加减正气散的适应证已经有热象，所以有滑石等清热药。四加减正气散和五加减正气散的适应证，寒湿入里，舌苔白滑，用药以苦辛温为主。从这可以看出名家用药很精辟，药味不多，但搭配很精妙。患者舌苔白滑，便用草果温中燥湿，到五加减正气散有泄泻，采用温燥化湿的方法，利小便以实大便，以藿、朴、陈、苓四味药物为基础进行加减配伍，使用苍术、大腹皮及运脾药，可见用药之精妙。

2. 雷氏芳香化浊法（《时病论》）

我给大家推荐的开泄法的第二个代表方，临床主要用于舌苔厚腻、纳差、纳谷不香。病机为湿浊偏盛，困阻中焦，脾胃升降失司。脉症为身热不扬，脘痞腹胀，恶心欲吐，口不渴，渴不欲饮或渴喜热饮，大便溏泄，小便混浊，舌苔白腻，脉濡缓。治法为芳香除秽，燥湿化浊。处方为藿香叶一钱，佩兰叶一钱，陈广皮一钱五分，制半夏一钱五分，大腹皮一钱（酒洗），厚朴八分（姜汁炒），加鲜荷叶三钱为引。应用于急慢性胃肠炎，幽门螺杆菌感染，细菌性痢疾等。

大家可以看看下面这个病案，分析就不多说了。李某，男，32岁。2016年11月30日初诊。主诉为大便不成形一年余，2～3次/日。症见大便不成形，2～3次/日，夹有黏液，口干，口中黏腻，左上腹及中上腹隐痛，偶有脐下隐痛，易出汗，手脚凉。舌红，苔白厚腻，脉缓。2016 年 4 月 27 日苏州市中医院肠镜示全结肠及直肠未见明显异常。2016 年 10 月 6 日太和县中医院胃镜示胆汁反流性胃炎，十二指肠球炎。2016 年 10 月 25 日出院诊断慢性胃炎，肠易激综合征。

此病案辨证为中焦湿热（湿重于热）。治法为芳香化湿，温运中宫。处方为雷氏芳香化浊法加减。藿香 20g，佩兰 20g，荷叶 20g，枳实 15g，石菖蒲 20g，淡竹叶 25g，乌梅 20g，大腹皮 15g，木香 10g，草果 10g，槟榔 15g，厚朴 15g，黄芩 20g，白芍 20g，生甘草 5g。水煎服，1 日半 1 剂，5 剂。

二诊（2016 年 12 月 10 日）：药后大便 1～2 次/日，黏液较前减少，腹部仍隐痛，舌脉如前。再以前方加减：原方加白豆蔻 10g、豆卷 30g 清热利湿，佛手 20g、乌药 20、玄胡 25g 行气止痛。连服 5 剂，诸症缓解。

3. 三仁汤

《温病条辨·上焦篇》43 条载："惟以三仁汤轻开上焦肺气，盖肺主一身之气，气化则湿亦化也。"三仁汤组成为杏仁五钱，飞滑石六钱，白通草二钱，白蔻仁二钱，竹叶二钱，厚朴二钱，生薏仁六钱，半夏五钱。应用于慢性胃肠炎、肝硬化等。早期肝硬化湿热证用开泄的方法在临床上效果很好。早期肝硬化可以逆转，中期肝硬化可以控制住病情，晚期肝硬化可以延长生命。所以中医药治疗疾病确有很多独到之处。

4. 上焦宣痹汤

我的老师张之文老用开泄法时喜欢用此方，此方出自《温病条辨》46条："太阴湿温，气分痹郁而哕者（俗名为呃），宣痹汤主之。"这个方我不常用，体会不是很深，就给大家推荐一下。

5. 三香汤

《温病条辨·中焦篇》55条载："湿热受自口鼻，由募原直走中道，不饥不食，机窍不灵，三香汤主之"，用于脾胃病效果很好。三香汤的特点是用药轻灵，吴鞠通说："此邪从上焦来，还使上焦去法也"，让邪从上焦而走，实际是治中焦脾胃病，用于上中二焦同病。这个时候吴鞠通说"按此证由上焦而来，其机尚浅"，"以上焦为邪之出路，故用轻"。此方组成为栝蒌皮二钱，桔梗三钱，黑山栀二钱，枳壳二钱，郁金二钱，香豉一钱，降香末三钱。应用于急慢性胃肠炎、幽门螺杆菌感染、胃食管反流、胃肠息肉等。

另外，我在临床上常用的开泄方，还有楂曲平胃散、枳桔二陈汤；兼有湿邪和食积，以开泄为主进行加减；兼有湿邪和痰，也以开泄为主加减配伍。

三、 对苦泄法的认识

在辛开的基础上，增以苦寒清降的药物，即苦泄法。怎么理解它？看一看古代医家的认识，叶天士云："再人之体，脘在腹上，其地位处于中，按之痛，或自痛，或痞胀，当用苦泄，以其入腹近也。必验之于舌：或黄或浊，可与小陷胸汤或泻心汤，随证治之。"章虚谷提醒大家，当出现上述情况的时候，要注意寒凉药物的应用。陈光淞的提法最有意思："盖脘居中焦之部署，其按之痛，或自痛，或痞胀，属湿热互结，浊痰凝滞，阻中焦气分而然，皆属于痞，故宜用小陷胸汤或泻心汤，苦辛通降，涤除痰热。必验之于舌，或黄或浊者，以舌见黄浊，已入中焦，中焦入腹近，不复能提归上焦，再事宣泄，只能使之下达耳，熟玩下文自明"，他对叶天士的注解很独到。

理解这些医家所著条文的含义后，我们概括一下苦泄法：苦以燥湿，寒以清热，若加入通降之品，还可称为苦辛通降法，通降之品主要是大黄之类。

此法适应证是急、慢性胃肠炎症，幽门螺杆菌阳性，细菌性痢疾，胃肠道息肉，反流性食管炎，肠易激综合征，肝炎等以湿热并重、困阻中焦为病机的病证。常用的有哪些苦寒清降的药物呢？诸如黄芩、黄连、栀子、竹叶、大黄这一类。

代表的方剂有以下几个：

1. 加减半夏泻心汤

加减半夏泻心汤主要应用于胃、十二指肠炎，伴幽门螺杆菌阳性。

（1）加减半夏泻心汤加杏仁方

《温病条辨·中焦篇》39 条载："不食不饥不便，浊痰凝聚，心下痞满，半夏泻心汤去人参、干姜、大枣、甘草，加枳实、杏仁主之。"组成为半夏一两，黄连二两，黄芩三钱，枳实二钱，杏仁三钱。半夏、枳实、杏仁辛开，黄芩、黄连苦泄，组方很精辟、很精妙。吴鞠通是值得学习的大家，我参加第三批师承项目时，国家中医药管理局组织大家到广州听课、学习，每次邓铁涛老讲课，内容都是学习吴鞠通如何继承和发扬古人的经验。

（2）加减半夏泻心汤加生姜方

《温病条辨·中焦篇》64 条载："呕甚而痞者，半夏泻心汤去人参、干姜、大枣、甘草，加枳实、生姜主之"。组成为半夏六钱，姜连二钱，黄芩三钱，枳实三钱，生姜三钱。

我治过一个案例。患者诊断为慢性浅表出血性胃炎、胆汁反流、十二指肠球炎。症见食后右上腹疼痛、嗳气、矢气、反酸、烧心，食吃油腻后加重，易醒多梦，大便干，1 次/日，小便黄，肛门潮湿。舌质红，苔腻微黄，脉滑。2017 年 5 月 9 日成都胃病医院行胃肠钡透检查，诊断为慢性浅表出血性胃炎、胆汁反流、十二指肠球炎。经多处服中西药未效，转诊我处。辨证为湿热阻滞，气机不畅，升降失常。立法为清热利湿，行气止痛。方用加减半夏泻心汤加味。法半夏 15g，黄芩 20g，黄连 12g，枳实 15g，杏仁 10g，延胡索 25g，台乌

20g，吴茱萸 10g，乌贼骨 20g，香附 15g，栀子 15g，淡竹叶 25g，生甘草 5g，芦根 30g，威灵仙 20g，水煎服，每日 1 剂，3 剂。二诊时患者右上腹疼痛、嗳气、矢气、反酸均减轻，大便可，烧心未见明显好转。予原方，加龙齿 15g，青蒿 15g，竹茹 20g，佛手 15g，火麻仁 25g。继服 5 剂，诸症消失。

2. 小陷胸汤、泻心汤

叶天士的条文里面提到小陷胸汤、泻心汤。叶天士的《温热论》里没有自己的方，所提到的方都是仲景的，他的《临证指南医案》里有自己的方，但很多都没有方名，后来的人继承并起名，如吴鞠通。"舌上黄滑苔，渴欲凉饮，饮不解渴，得水则呕，按之胸下痛"的情况适用于此方。

3. 连朴饮（《霍乱论》）

此方治法为清热化湿，理气和中。组成为制厚朴二钱，川连（姜汁炒）一钱，石菖蒲一钱，制半夏一钱，香豉（炒）三钱，焦栀三钱，芦根二两。应用于急性胃肠炎，细菌性痢疾之湿热蕴结证。连朴饮在临床上主要用于幽门螺杆菌强阳性的情况下，还有反酸，有的患者就诊时自述从咽喉往下都觉得发热发烧，这种情况就用连朴饮进行加减。

4. 甘露消毒丹（《温热经纬》卷五）

此方组成为飞滑石十五两，绵茵陈十一两，淡黄芩十两，石菖蒲六两，川贝母五两，木通五两，藿香四两，射干四两，连翘四两，薄荷四两，白豆蔻四两。功效为清热解毒，利湿化浊。适应证为伤寒、急性肝炎、急性胃肠炎、钩体病、咽喉炎等湿热蕴毒证。甘露消毒丹也治疗消化系统疾病，临床更多用于湿热蕴毒证、急性胃肠炎。

5. 枳实导滞汤、椒梅汤

枳实导滞汤（《通俗伤寒论》）组成为枳实、生大黄（酒洗）、山楂、槟榔、厚朴、黄连、神曲、连翘、紫草、木通、甘草；椒梅汤（《温病条辨·下焦篇》第37条）组成为黄连、黄芩、干姜、白芍、川椒、乌梅、人参、枳实、半夏（由仲景乌梅丸化裁演变）。适应证为慢性肠炎、结肠炎急性发作，肠易激综合征之湿热积滞、寒热错杂证。

四、 个人体会

前面我们说叶天士主要是针对中焦湿热展开讨论，其实对于肠道湿热，苦泄法的应用效果也很好，临床多用于肠易激综合征、慢性肠炎、慢性结肠炎等。

枳实导滞汤和椒梅汤是我跟师时总结的两个方。病人临床诊断是慢性肠炎，常见症状为大便次数多，如果是炎症性的可能带血、有黏液，如果是肠易激综合征这类功能性的除了反复发作还可能有其他的症状，也可将其分为腹泻型的、病理型的等。这类病证用枳实导滞汤，其组成里有连翘和紫草，《本草纲目》说紫草能够通大便，今天来看，推测连翘和紫草，尤其是紫草，能够缓解肠道的炎症。枳实导滞汤用于发作后以湿邪为主的情况，即此病患有湿邪表现的时候用枳实导滞汤。

椒梅汤用于反复发作的情况。大家知道，有些慢性肠炎、结肠炎等反复发作，患者处于一种焦虑状态，整个人体质状况较差，像这种情况要考虑用椒梅汤进行治疗。椒梅汤本不是用于此类病证，临床上用椒梅汤治疗慢性、炎症性或者功能性的肠病效果较好，体现了刚才讲到的苦泄法。椒梅汤中有一个参，原方用党参，但我觉得要慎用，另外它有乌梅，原方的目的是益气养阴，所以有人参和乌梅。临床一般需要用乌梅，前面的很多方里都有乌梅。而人参的使用，要考虑到患者反复发作的情况，有时不宜用这一类的参，我认为可用一点其他的泡参等更合适，这是我个人的体会。

有椒梅汤的病案一例：患者大便溏结不调，每天 3～5 次，时腹痛欲病，得温则解。大家知道这一类疾病都伴有心理方面的因素，都是心生疾病，诊断为肠易激综合征。治疗用椒梅汤，椒梅汤中花椒剂量不宜大，在四川花椒是道地药材，一般用几粒，8～10g。服后患者症状很快得到缓解，再根据具体情况把方改成泻心汤加减方进行调整，最后用参苓白术散收工。

这是我给大家介绍的内容，归结起来就是开泄和苦泄，刚刚说到的这些方，大家要记住周学海的一个"横疏"、一个"直降"，金寿山的"结为解"，以及叶天士和后来的注家讲到的"有地之黄"作为一个标准。

谢谢大家。

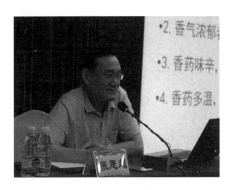

《温病条辨》芳香类药临床应用

张思超

张思超，教授，博士研究生导师。现任山东中医药大学中医临床基础学系主任、温病学教研室主任。曾任国家中医药管理局"十二五"中医药重点学科建设"中医健康管理学"学科带头人。兼任中华中医药学会感染病分会常委，世界中医药学会联合会中医药抗病毒研究专业委员会常委。主持多项国家级、省部级课题，出版教材及著作20余部。获国家教育部教学成果二等奖1项，山东省级教学成果一等奖1项、科技成果二等奖1项。

谢谢主持人的介绍，非常感谢北京中医药大学谷书记再次提供这个机会让我和大家一起讨论温病，也非常感谢在座各位来自全国各地的老师和同学们。我分享的题目是"《温病条辨》芳香类药临床应用"。

《温病条辨》是温病学中理法方药俱备的专著。中医历史上第一部理法方药俱备的专著是《伤寒杂病论》，作者张仲景被尊称为医圣，我认为吴鞠通可被称为亚圣。中医学者不可只读《伤寒杂病论》，还要阅读温病学著作，读温病学哪一本经典著作呢？我推荐大家读《温病条辨》，就像习文之人在读文圣[1]著作的同时还要读亚圣孟子的著作。《温病条辨》不仅论述了治，还论述了六淫的致病规律以及六气辨证，内容十分丰富且非常全面，不仅适用于外感热病，也同样适用于内伤疾病。

准备本次演讲时我把《温病条辨》《吴鞠通医

[1]
文圣：孔子。

案》《医医病书》从头到尾翻阅了一遍，就条文和药物方论后面提到芳香这些字眼的，以作用概括它们的特点。接下来我为大家分享《温病条辨》中关于吴鞠通对芳香类药物的运用，以及我在临床上运用芳香类药物的体会。

一、芳香透热

芳香类药物可以祛除热邪，使热邪向外透发。代表药物有荆芥穗、青蒿。代表方剂有银翘散、青蒿鳖甲汤。治疗病证包括外感或内伤发热。这两个方剂里面的药物对于外感发热和内伤发热均可治疗，我以这两味药为代表向大家分享这类药的治法特点。

《温病条辨·上焦篇》第4条载："但热不恶寒而渴者，辛凉平剂银翘散主之。"芳香类药物可以分为两类：一类闻之确实芳香，另外一类闻不出芳香。荆芥穗可闻出芳香气味，是微温药，寒证和热证都可以用。吴鞠通在银翘散方论中讲："芥穗芳香，散热解毒……宗喻嘉言芳香逐秽之说。"就是说银翘散在临床上有很好的退热效果，其机理就是运用芳香类药物将热散发出去。我受温病医家思想的影响，开方药量普遍偏小，关于荆芥穗的用量，成年人一般是 10～15g，三五岁的孩子感冒发烧一般是 8～10g。荆芥穗开腠理速度快，易发汗，因而有的大夫用量特别大，三四岁的孩子用到 15g，但汗

[1]

皖：面部因气血虚而发白。《中医诊断学》中的描述：面色㿠白多属阳虚寒证；㿠白虚浮者，多属阳虚水泛。

为心之液，出汗太过并不好。比如，有些孩子发烧，一剂药热退，第二天却咳嗽不止，身大汗出，面色㿠白[1]，㿠白是用来形容肺气虚典型的面色。很多孩子在感冒发烧之前面色很好，吃药退烧发汗后，面色却变为㿠白。也有很多剖腹产的孩子，两下眼皮发青，挑食，动则满头大汗，典型的面色㿠白，这属于肺气虚，脾气虚，倘若四五岁还尿床，则说明肾也虚，故肺脾肾都得考虑。对于这一类孩子，如果感冒不汗出，中医辨证为外邪袭表，荆芥穗的用量须辨证施用，这里要掌握一个大原则——用量不要太大。那么怎么样判断荆芥穗用量呢？我有两点依据：一是病人发热不汗出，如果判断确实是由于外邪闭塞腠理，用量就可以偏大一些。有些病人不好判断有汗无汗，但鼻塞是很好判断的，可以以此作为一个判断依据，鼻塞时表（汗孔）肯定也是闭塞的，这时就可以考虑用量大一点。二是发热39～40℃，不汗出，一吃解热止疼片就出汗，不吃就不出汗，这也叫无汗，或者伴鼻塞，这时用量也可以大一点，否则就得考虑是否需要少用。这是我对荆芥穗这个药物的体会，寒温都可以运用。

青蒿芳香，闻起来有清香的气味。《温病条辨》中载有两个青蒿鳖甲汤，分别在中焦篇和下焦篇，二者治疗的证非常接近，都是属于暮热早凉，偏于阴虚证。中焦篇的青蒿鳖甲汤在方歌中"青蒿鳖甲地知丹"5味药的基础上去掉生地黄，再加上桑叶和天花粉，就组成了下焦篇的青蒿鳖甲汤。吴鞠通对两个青蒿鳖甲汤有这样的描述："以青蒿领邪，青蒿较柴胡力软，且芳香逐秽开络之功，则较柴胡有独胜。"我治疗发烧时不太善于使用柴胡，喜欢用青蒿，我认为用青蒿比较稳妥。在下焦篇青蒿鳖甲汤里面也是这句话："以青蒿芳香透络，从少阳领邪外出。"青蒿是个苦辛寒的药，从温病的角度来讲它归气分，偏于少阳部位的气分。既然在半表半里，那么它运用的范围就非常广。青蒿鳖甲汤是治里的，即营血部分，能够引邪外出。因为它还有辛味，辛味能散，在卫分阶段就能够把热散发出来。"长期发低烧，鳖甲配青蒿"，这是我经常说的一句话。

青蒿这味药物临床上很好用。首先必须多用，我个人的体会是使用青蒿治疗发热用量要大，成年人用到30~50g，我治疗一个14岁的孩子曾用到过50g，三五岁的孩子能用到15g。其次，青蒿平火而又补水，意思是不伤阴，一味中药清热又不伤阴是很好的，黄芩、黄连虽然清热效果好但都是伤阴的，温病学中的最佳选择是清热不伤阴，青蒿就有这个特点，所以用量也可以大一点。

青蒿不仅治疗湿温病，也治疗传染性疾病，在中国的文化中有着悠久的历史，《诗经·小雅·鹿鸣》早就有描述，"呦呦鹿鸣，食野之蒿，我有嘉宾，德音孔昭"。我国伟大的科学家，从《诗经》取名的屠呦呦，正好把青蒿发挥到极致，非常有缘分。青蒿很有文化特点，学中医要了解文化，作为一个真正的中医人，开方时在笔下流淌的应该是中国的文化。重庆酉阳是青蒿的最佳产地，世界上八成以上的青蒿都来自于那里，那里的青蒿的青蒿素含量也最多。

我经常用青蒿治疗一些发热性疾病。

给大家举个案例：一个 10 岁的女孩，发热 4 天，体温 37～38.4℃，咽红，无咳，大便稍干，舌苔中后黄腻，舌红，脉滑。印象：上呼吸道感染。处方为青蒿 20g，黄芩 9g，僵蚕 9g，蝉蜕 9g，牛蒡子 9g，淡竹叶 9g，芦根 9，双花 12g，连翘 10g，石膏 15g，清半夏 9g，云苓 10g，炒杏仁 9g，桔梗 10g，荆芥穗 9g，炙甘草 5g，炒谷芽 8g，4 剂水煎服。

本案例西医诊断是很普遍的上呼吸道感染，中医说儿科有四大症，热咳喘泻，发热就是四大症之一。这个病人我判断是上焦湿热，病重。青蒿用了 20g，量比较大，荆芥穗用了 9g，在此是想说明这两味芳香类药物在方中起的作用。在临床遇到发热症状时，如果病人舌苔特别腻，我经常使用青蒿配黄芩的思想，这来自于清代俞根初《通俗伤寒论》上的方剂——蒿芩清胆汤。舌苔较黄腻，长期发低烧，黄芩配青蒿。青蒿鳖甲汤治疗的是没舌苔，一般情况下我们认为病人发烧没舌苔时选用青蒿鳖甲汤治疗，在此作简要鉴别。比如我到省里比较大的综合医院会诊时，会遇到一些发热病人，输液很长时间，但就是不退烧。如果病人舌苔厚腻，而且又用着抗生素，我就会使用蒿芩清胆汤治疗。

此外，学习温病让我对银翘散中荆芥穗的运用有了深刻的体会。病人发热 39~40℃ 伴咽痛，而仍用性属温药的荆芥穗，是因为芳香类药能够迅速把热散发出去。西医认为体温调节中枢在下丘脑，那么哪些药能够很快地进入脑窍？答案是芳香类药。我们在临床上不能见到发热就用黄芩、黄连。上述 10 岁女孩的病案中我加上了僵蚕、蝉蜕两味药，它们是《伤寒温病条辨》15 个方中必用的虫类药，一升一降。因为这位病人舌苔比较腻，有痰热、湿热，所以用了二陈汤，咳嗽加杏仁，这就是中医说的治肺，调畅肺的气机。孩子的病多和伤食有很大关系，所以我给她用了谷芽，加生石膏清里热。这个孩子是外感发热，我认为外感发热邪气袭表，腠理闭塞，荆芥穗这类药能把表打开，青蒿解决半表半里，少阳用黄芩，石膏解决里。荆芥穗、青蒿、石膏，这三味药同时运用，热邪可以从里面完全透出来，没有地方潜藏，因此效果显著。反过来再想，一遇发热就用安宫牛黄丸、板蓝根颗粒、芩连口服液，这些都是没有给邪以出路的，只顾清热而邪气出不去，不能从根本上治疗疾病。这个病例治疗效果不错，用过两剂之后患者体温就恢复正常，复诊时热退但有点咳嗽，之后随症加减用药。我认为治病分 X 轴、Y 轴[1]，发烧如果是沿着左右这条线设立的话，咳嗽的病人就得考虑肺的宣降，是沿着

[1]
Y 轴指全身上下，X 轴指全身左右。

Y轴用药。病人如果发热不汗出，头身痛，是X轴用药，即内外这部分药要多用一些；病人如果以咳嗽为主，Y轴用药要多一些。

———

二、 芳香开肺

代表药物是香薷、桑叶。代表方剂是新加香薷饮、桑菊饮。治疗病证是卫分表证。

香薷，在《温病条辨》24条里面讲："手太阴暑温，如上条证，但汗不出者，新加香薷饮主之"，"香薷辛温芳香，能由肺之经而达其络"。"薷"字就是一种香料的意思，香薷之名，两香叠用，意指其芳香之气浓郁，开腠理、发汗的作用非常好。临床上发汗一般夏天用香薷，冬天用麻黄。运用香薷的证候特征首先是不出汗，夏天游泳或在外淋雨后，感冒发烧，舌苔特别腻，可以用香薷。实际上也可以用银翘散，把荆芥穗换成香薷。如果病人还有头痛，可以把荆芥穗换成羌活，如果兼喘，可以把荆芥穗换成麻黄，临床上随症加减，灵活运用。吴鞠通在方后说明服药的方法，一剂药取两煎，一服汗出，停后服，中病即止，因其发汗作用很强。这也指导了我们的临床用量，三五岁的孩子一般5~6g，成年人用到10g，这是我的习惯用量。

桑叶，吴鞠通在《温病条辨》第6条说："太阴风温，但咳，身不甚热，微渴者，辛凉轻剂桑菊饮主之"，"桑叶芳香有细毛，横纹最多，故亦走肺络而宣肺气"，意在指出此药芳香，其芳香是清轻之香。桑叶形似肺络，这也是吴鞠通对络病思想的重大贡献之一。现在络病是一个"时尚"的研究领域，吴鞠通在《温病条辨》里讲到很多治络病的药。我们在临床常用桑叶止咳，如我院止咳一方和止咳二方中均有运用桑叶。而且桑叶是国家卫生健康委员会颁发的食疗药。《本草纲目》记载，桑叶除了能治疗咳嗽，还能治疗消渴，即糖尿病，我经常用桑叶配伍黄精来治疗糖尿病患者，让患者长期泡茶喝。凡是表面有很多纤毛的植物大多可以治疗咳嗽，我经常用"三叶"——桑叶、枇杷叶、侧柏叶治疗咳嗽，如果病人咳嗽痰中带血，使用侧柏叶最好，既能止咳还能止血。吴鞠通在桑菊饮后面还说到，桑树和二十八宿里的箕星遥遥呼应，东边七个星座组合起来像一条龙，箕星在龙的尾巴上，其实箕星是四个星组合而成的一个星座，像簸箕一样，龙头未动，龙尾已动。所以吴鞠通认为桑树对应箕星，箕星好风，故而风的一些病证要用桑树之物治疗。整个桑树都是中药，甚至桑树上结的茧——桑螵蛸，也是中药。比如小孩频繁眨眼，中医认为这是风热导致的眼睛痒。这就是中国的文化，是中医和星空文化的结合，未来与科技结合，会有很大发展空间，但可惜现今空气污染，星空难见，文化也失于传承。

三、 芳香醒窍

这里的窍指心窍、脑窍，芳香类药物能够很快进入人体心脑。代表药物有郁金、冰片、麝香。代表方剂有安宫牛黄丸、紫雪丹、三香汤。治疗病证为邪在心包。现在热性病不多，一般影响心神的病证均可使用。

《温病条辨》第16条载："太阴温病，不可发汗，发汗而汗不出者，必发斑疹，汗出过多者，必神昏谵语。发斑者，化斑汤主之；发疹者，银翘散去豆豉，加细生地、丹皮、大青叶，倍元参主之。禁升麻、柴胡、当归、防风、羌活、白芷、葛根、三春柳。神昏谵语者，清宫汤主之，牛黄丸、紫雪丹、局方至宝丹亦主之。"安宫牛黄丸中有郁金、冰片、雄黄、麝香，"芳香化秽浊而利诸窍"，"使邪火随诸香一齐俱散也"。紫雪丹中有木香、沉香、丁香、麝香，"诸香化秽浊，或开上窍，或开下窍，使神明不致坐困于浊邪而终不克复其明也"。《温病条辨·中焦》第55条载："湿热受自口鼻，由募原直走中道，不饥不食，机窍不灵，三香汤主之"，"（三香汤）香豉、郁金、降香化中上之秽浊而开郁"。

安宫牛黄丸中有两类药，其中有一类是清热药，吴鞠通认为只清热或太过寒凉均不可，于是我选用四香，能够把热邪很快散发出去，紫雪丹中也应用了四香。三香汤用药简单，但其中的道理很深。病人意识不清楚，机窍不灵时，用这一对药物配合后可以升降气机。中医讲左升右降，头脑的病变，多由气血升降失常，阻滞于脑所致，郁再严重的话就是瘀。怎么样治脑病？应当运用一升一降这种思想，桔梗配枳壳就是升降气机很重要的一组药对。

郁金也有悠久的历史文化，郁金本身并不十分芳香，但郁金打出来的汁具有香气，有诗句言"兰陵美酒郁金香"。在《礼记》中也有记载，祭祀时如有宾客到来，便有专门的人用郁金汁调酒招待，这用郁金汁调酒的人有个官名叫郁人，就是现在的调酒师。由此可见，郁金在我国有着悠久的历史，这激发了我对这个药的浓厚兴趣。郁金既能行气还能活血，90%以上行气药都是偏温性的，但是郁金偏凉，既能升还能降。郁金和姜黄怎么区别？其实二者是同一植物的不同部位，姜黄用的是根茎，郁金用的是块根，姜黄属于温性，郁金属于凉性。同一植物不同部位的药性截然相反，所以把郁金这味药理解透彻能够解决很多问题，不但能了解中国的医学，还能了解更多中国的文化。

四、芳香定痛

芳香类药物具有很好的止痛效果。代表药物有降香、乳香、没药、木香、小茴香、川楝子、丁香。代表方剂有香附旋覆花汤、三黄二香散、桂枝柴胡各半汤加吴萸楝子茴香木香汤。治疗病证为各种疼痛病证。

降香，品质好者放入水中是下沉的，其色红，能止血，但它更重要的作用是能够行气。一般的行气药效果不大好时，可以考虑使用降香，量用到10g足矣。

乳香、没药，吴鞠通在三黄二香散里面提到：乳香、没药用香油调服，"二香，透络中余热而定痛"。这两味药闻起来不是特别香，但是吴鞠通称之为香药，确实它们流出来的汁液是有些香气的。乳香树流出来的液体是乳香，地丁树流出来的汁液是没药，主要是来自于亚丁湾那一带，索马里、埃塞俄比亚以及阿拉伯半岛南部，出口乳香、没药是当地很重要的经济来源之一。香类药物的产地有其特点，多在潮湿之地，潮湿、湿热均需香气来散发，因而环境决定了植物的特点，应用到人体中可能会发挥相应的作用。

给大家举一个案例：一位61岁的老人腹痛30余年，加重3个月，初诊伴腹泻，有下坠感，食后、食凉甚，胃镜示浅表性胃炎，纳呆，眠一般，舌暗红，苔黄腻，脉数。处方：姜半夏10g，云苓15g，炒白术15g，炒薏苡仁30g，栀子10g，黄连9g，连翘10g，延胡索15g，藿香15g，莲子肉15g，全瓜蒌15g，枳实10g，炒谷芽10g，川芎12g，白芍12g，竹茹10g，炙甘草6g，木香9g，党参15g。

二诊：仍腹痛，苔腻减，脉滑。处方：黄芪20g，云苓15g，炒白术15g，薏苡仁20g，白芷10g，乳香9g，法半夏

10g，肉桂 9g，白附子 10g，莲子肉 15g，炒谷芽 10g，藿香 10g，桃仁 10g，冬瓜仁 10g，炙甘草 5g，降香 10g（后下），7 剂水煎服。

三诊：症减，纳好，苔腻减轻，空腹症减，活动症减，脉沉数。处方：二诊方黄芪改为 30g，桃仁改为 12g，7 剂水煎服。

四诊：已基本不疼痛，诸症舒适，苔稍腻质暗，脉滑。处方：三诊方继服，7 剂水煎服。

病人初诊舌苔特别黄腻为有湿，舌质暗为有瘀血。西医诊断为肠炎。起初，我按照一般的思路清热祛湿，用苦泄的办法治疗，治疗一周以后效果不明显，疼痛依旧，但舌苔消失了，说明用苦泄将湿去除后疾病的本面露出来了。那湿从哪里来的呢？是脾胃。所以针对脾胃的问题，我使用了参苓白术散，把这个方的特点加到里面，其中有几味香药，乳香、降香，这是两个非常典型的香药。

方中使用了白芷，白芷这一味药在《百一选方》里面称为都梁丸，民间关于它曾有过一段传奇故事[1]，因为此药治疗头痛和痛经效果非常好，医生便沿用下来。我治疗头痛、痛经、腹部疼痛必用这个药。因为我兼职国家中医药管理局中医健康管理这个学科，接触到很多保健的知识，白芷就是很好的保健药，可以美容、止痛等，而且白芷也是国家卫生健康

[1]

公元 960 年，宋太祖赵匡胤建都汴梁（今开封），一时太平盛世，人才荟萃。传说南方一富商的掌上明珠年方二八，患痛经，每逢行经即腹部剧痛，有时昏厥过去不省人事。虽遍访当地名医，疗效甚微，痼疾缠绵，形体日衰，容颜憔悴，精神萎靡。急得富翁食不知味，夜不成寝。为了治好千金之疾，富翁携爱女带佣人日夜兼程往京都寻找名医。赶至汴梁，适逢女儿经期，腹痛顿作，呼天唤地。正巧，一采药的老翁路过闻之，经仔细询问病情后，马上从药篓里取出白芷一束相赠，嘱咐以沸水洗净，水煎饮用。富翁半信半疑，但眼看女儿痛苦异常，无药可施，只好就地泡制，一煎服而痛缓，二煎服而痛止，又服数煎后，来月行经，安然无恙。富翁喜出望外，四处寻得采药老翁以重金酬谢。从此，白芷一药，在百姓中广为流传，后有人先把白芷用沸水泡洗四五遍，再等干后研末，炼蜜为丸，丸如弹子大。因"香白芷"在京都汴梁觅得，故取都梁为名，更增添了它的神奇色彩。

委员会颁发的食疗药。有些女同志痛经很严重，食凉加重，可以用白芷加姜泡水饮用，还可加肉桂，李东垣《内外伤辨惑论》中提到腹部痛用肉桂。这位病人服药一周后效果非常好，疼痛大减，调理两周疼痛消失。后来有其他的一些病人按这种思路治疗也取得了不错的疗效。

五、 芳香逐秽

[1]

"三元"是大气候变化的一个周期，时间为180年，按顺序称为上元、中元、下元，各60年。吴鞠通《医医病书》中载："予生于中元，戊寅、癸丑年，都中温疫大行，予著《温病条辨》，以正用伤寒法治温病之失。及至下元甲子以后，寒病颇多。辛巳年，燥疫大行，死者无算，予作霹雳散以救之。又补《燥金胜气论》一卷，附《温病条辨》后。近日每年多有燥金症，以予一人之身，历中元则多火症，至下元则多寒症、燥症，岂可执一家之书以医病哉?！"

秽是湿热且湿气特别重者，治疗时除祛湿以外要加入芳香类药物。代表药物有公丁香、川椒、小茴香、降香、石菖蒲、青木香、雄黄。代表方剂有霹雳散、化癥回生丹。治疗病证有霍乱、疟疾等传染病。

吴鞠通说他的生活经过了中元和下元[1]，张仲景生活的时期多寒病。吴鞠通出生在1758年，热病多生，遂编写了《温病条辨》。下元的时候，顺天流行霍乱，病人吐泻并作，小腿肚疼，再用温病清热之法行之不可，于是吴鞠通创制了霹雳散。朱士彦《吴鞠通传》里面提到，顺天乡试，因怕传染此病，买100多剂霹雳散让学生服进去，没有一人得病。这就提示我们，当传染病来临的时候，要牢记湿邪这个概念，要用祛湿芳香类药物治疗此类病人。例如砂仁，以广州阳春的砂仁最好。奥司他韦最初是从八角茴香里提取的，其中所含能够治疗病毒的成分为莽草酸。现代研究显示还有很多中药中含有莽草酸，如侧柏叶，古时发生传染病后古人常用侧柏叶煎水，其中就含有类似八角茴香的成分——莽草酸。这为我们开发病毒性疾病、传染病新药带来了新的思路，希望大家可以重视芳香类药在传染病中的应用。

六、 芳香醒脾

芳香类药物能醒脾窍。代表药物有藿香、白蔻仁、草果。代表方剂有滑石藿香汤、四苓加木瓜草果厚朴汤。治疗病证有湿阻脾胃肠。

四苓加木瓜草果厚朴汤，是五苓散去桂枝加木瓜、草果、厚朴、半夏，治疗自利、神倦不语等。吴鞠通在方后说，"草果温太阴独胜之寒，芳香而达窍，补火以生土，驱浊以生清也"，具有四个作用，它的力量比草豆蔻要强，二者不可混为一谈。

白蔻仁、藿香均为芳香类药。湿邪太重困阻脾气，脾的功能下降，治疗时除健脾外还当运脾，使用芳香类药可以使脾气苏醒，使其恢复健运。所以我在治疗消化系统病证时，常用白蔻仁、砂仁等药，虽未见腹胀而用行气药，目的就在于醒脾，使脾气苏醒。比如病人食欲不振，西医治疗多用消食药，中医则应当考虑到病因，很多情况下见病人舌苔特别厚腻，就是脾气被困，须使用芳香类药醒脾。

最后给大家介绍几点使用注意，吴鞠通在《温病条辨》里银翘汤后写到"香气大出，即取服，勿过煮"，所有芳香类的方药要注意煎煮方法。芳香类药有些闻起来是清芬，有些闻起来是香气浓郁，浓郁者有动胎的可能，孕妇慎用，比如麝香。但也有例外，如砂仁不但没有动胎的危害，还有安胎的作用。吴鞠通观察药物的生物状态，说"香附一节一膜，深藏根底；缩砂蔤一房一膜，深藏叶底。二者均有胎包深藏之像，故亦能保胎也"，砂仁是藏在叶子下面生长，这两味药胎包深藏，所以能够安胎。香药有很多偏于温燥，应当辨证使用。

今天从这几个方面给大家介绍了吴鞠通芳香类药临床应用，有很多不足的地方请大家批评指正，谢谢大家。

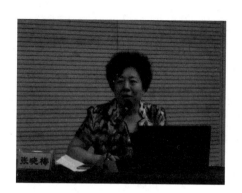

疏利三焦在多脏同病的应用

张晓梅

张晓梅，女，主任医师，教授，博士研究生导师。现任北京中医药大学附属东方医院呼吸热病科主任医师。兼任国家中医药管理局中医师资格考试命题专家，国家药监局药品评审专家，国家自然科学基金课题评审专家，中华中医药学会内科分会、呼吸分会委员。发表学术论文40余篇，参与国家中医药管理局制定《非典型肺炎中医药防治技术方案》《禽流感中医药防治技术方案》。

尊敬的各位领导，各位老师，大家好。今天我和大家一起回顾和学习关于"三焦"的学术问题，我的题目是"疏利三焦在多脏同病的应用"。

吴鞠通在《温病条辨》中提出的"三焦辨证"思想具有划时代的意义，使三焦辨证可与仲景《伤寒论》的六经辨证并举。温病学解决的温热病具有丰富的内涵，如刚才王玉光老师讲的甲流，在临床中也可以用温热病的思路进行治疗，并且这种理念已经逐渐深入人心。

在内科杂病中，我认为三焦理论同样值得我们发挥。甚至一些古代名医传下来的只言片语都很值得我们深刻思考学习，值得让我们用西医学的方法和手段去探索它的价值。

一、三焦的历史学术沿革

有关三焦的论述首见于《灵枢·营卫生会》："上焦出于

胃上口，并咽以上，贯膈而布胸中……中焦亦并胃中，出上焦之后，此所受气者，泌糟粕，蒸津液，化其精微……下焦者，别回肠，注于膀胱而渗入焉。"

三焦具有水道的功能，能够运行水谷。《素问·五藏别论》称三焦为传化之府，具有传化水谷的功能。《素问·六节藏象论》也指出"三焦……仓廪之本，营之居也，名曰器，能化糟粕，转味而入出者也"。《难经》中明确提出三焦能运行水谷，《三十一难》提出"三焦者，水谷之道路，气之所终始也。上焦者，在心下，下膈，在胃上口，主内而不出……下焦者，当膀胱上口，主分别清浊，主出而不内"。三焦能够通行元气。三焦通行元气于全身，是人体气机升降出入的通道，亦是气化的场所。三焦有主持诸气、总司全身气机和气化的功能。

三焦作为六腑中独立存在的"孤腑"，有关三焦形质的认识，几千年来都广受争议，其中主要有"有名无形"和"有名有形"两大观点。我们很容易知道其他脏腑的形状，三焦因为没有具体的形状，难以想象，也摸不着，所以很多人认为三焦"有名无形"。《难经·二十五难》提到"心主与三焦为表里，俱有名而无形"；《千金要方·三焦脉论》亦说三焦"有名而无形"。故许多医家认为三焦是上中下三个部位。但也有医家认为三焦"有名有形"。《灵枢·本输》提到"三焦者，中渎之府也，水道出焉，属膀胱，是孤之府也"。《医学正传》中提到"三焦者，指腔子而言，包涵乎肠胃之总司也。

胸中肓膜之上曰上焦，肓膜之下脐之上曰中焦，脐之下曰下焦，总名曰三焦"。以上观点均认为三焦有形质，但具体说法不统一，主要有腔子、脂膜、油膜、网油等认识。

二、 三焦的现代学术发展

三焦辨证理论的提出是吴鞠通的重大贡献。我是一名临床医生，在2003年参加抗击SARS时，用清营汤配伍清化湿热的药物，临床上取得了很好的疗效。后来我又反复阅读《温病条辨》，结合临床的经验，我认为吴鞠通对三焦的理解不仅是上中下三个部位，他治疗湿热病宣上、畅中、渗下的方法，实际上更接近了对三焦本质的认识。

我总结了现代几位著名医家对三焦的认识。第一位是江西中医学院（现江西中医药大学）的姚荷生老前辈。他主要研究《伤寒论》，但是他对三焦的理解与发挥也非常精彩。他认为三焦是一个有形的脏器，是人体内遍布胸腔、腹腔的一个大网膜，包括胸膜、肋膜、膈膜、腹膜等。同时心包络与它相表里，肌肤腠理为它的外应。他认为三焦是人身水火气机升降出入的道路，是运行水液的通道，是机体排泄阴浊的途径之一；三焦也是行火之路，相火借其道自下达上，游行布散全身。三焦既是气机通行的地方，也是气机转枢的地带。他把三焦病的经和腑分了很多证型，经证多为表证，多为湿

邪郁阻三焦，外候腠理；里证则多为邪犯三焦之腑。三焦腑
病变首先是水道不利之痰饮停聚，其次是相火失布而成火郁
火结，气机郁滞，水火气合病；少数为气郁、血瘀，还有水
火交结之证。姚老还提出吴鞠通的三焦辨证疾病与三焦腑病
的不同，认为吴鞠通三焦辨证的上中下三焦为同一阶段多个
脏器的复合概念，不是三焦腑病。

　　第二位是成都中医药大学的陈潮祖教授。陈老提出"膜
腠三焦"学说，认为"三焦是指全身的膜原和腠理而言"。三
焦的形质由膜原和腠理组成，膜腠合称三焦。三焦之膜，大
至胸腹之膜，小至细胞之膜，广阔无垠，又称膜原，是连接
全身上下内外的筋膜。膜外间隙，分肉之间，胸腹膏膜间隙，
称为腠；膜之所至，腠即随之。膜原遍布全身，外通肌表，
内连脏腑，上至颠顶，下至于足，五脏六腑，无处不在，表
里上下，无所不包，随处异形所在皆是。三焦的作用为卫气
水津升降出入的通道。陈老创立了外感、内伤三焦证治体系。
外感三焦病治疗大法有和解表里，分消上下，宣透膜原。内
伤病其本在于脏腑，以治杂病法为真诀。他的治法来源于吴
鞠通《温病条辨》的治法，我也认为吴鞠通三焦论治湿热的
部分，更接近于三焦的实质。

　　第三位是北京中医药大学的孔光一教授。孔老认为三焦
既指人体的上中下三个部位，包涵脏腑，又指气化通道、水
液代谢通道。人体上下内外的各类膜层统称为三焦膜系，涵
盖所在脏腑、管腔及肌肉、筋骨间的各种膜层及所属功能。

三焦作用为联系上下，互通内外。孔教授进一步又提出了外通膜系和内通膜系概念，外通膜系主要指肺、脾胃、膀胱，能吸纳营养排出废物而内输；内通膜系主要指心、肝，能供运营养遍及全身及排废而外输。孔老认为三焦膜系病变肺胃为始、少阳为枢，以肾为本。少阳三焦膜系贯通全身上下，在下络属于肾，其总司气化的功能与肾主司气化、主司二便不可分割。在上络属于肺，肺气宣肃与肾主司气化功能的配合有赖于三焦水道、气道的畅通，少阳、肺的归属又受肾气的统领。人体气机由肾气起源，借三焦之道布散，历经五脏六腑，终达于外在之肌肉皮腠毛窍。"少阳主枢"，少阳三焦为沟通内外的关键和通道，而外邪入侵则循此路径反其道而传入，乘人体虚弱而客至。

第四位是我的老师姜良铎教授。这里先提一下我老师的老师，董建华老，董老1956年选拔到南京中医学院伤寒教研室，1958年调到北京中医学院，担任第一届温病教研室主任，后来在东直门医院担任大内科主任，他创立了热病科。1999年到了东方医院，科室名称为"呼吸热病科"，全国仅此一家。姜良铎教授是董建华老的第一个博士，也是全国第一个中医类的博士。姜良铎老师和王玉光老师一起做的治疗流感的金花清感颗粒，以及姜老师和周平安老师研讨治疗SARS的方剂，都不是只能够治疗外感温病。姜老师临床中伤寒方用得少，温病方用得多，我们招研究生、博士生，考的专业基础课就是《温病学》。比如三甲复脉汤，姜老师不仅用于治疗发热，还用来治疗出汗、盗汗、失眠、心律失常，所以温病学在内科杂病中的应用也较为广泛。

姜良铎教授认为的三焦为人体器官的被膜、包膜、淋巴等，是脏腑间联系四通的管状通道、水液代谢的道路等。包括胸膜、心包膜、腹膜、肠系膜、盆腔膜等脏器包膜和淋巴、间质组织等，是密切连接的，其连续性是疾病从一个脏器部位转移到其他脏器部位的一个途径。三焦的形象和功用就像四方通畅的管道，既可以上下流通，也可以内外流通到皮肤卫表。上焦为气行血运水液通调的源头，中焦为气机气化的枢纽，下焦为火、为元气的动力、为气化的能量来源。三焦膜系经腑系统贯穿上下，调节营卫之气和水液的升降出入，是上下兼表里之枢纽。

姜老以三焦为切入点，运用疏利三焦、和解少阳的方法，调整人体表里，使全身气血达到内外状态的平衡，使气机条达、水液通利、血脉通畅，治疗复杂疑难疾病常有效验。

姜老的创新点是气机和气化。化者，变化也，在通道运行过程中，气的运动发生了变化，而化成了什么？气化津、形化气，姜老认为气化生了一些防护机体的护卫津微，并且是在三焦里化生，所以姜老认为三焦调畅是免疫疾病治疗的基础，因为"正气存内，邪不可干"。免疫疾病的特点之一是系统性，比如干燥综合征引发肺间质纤维化，会出现眼睛干、鼻子干、皮肤干的症状。元气的吞吐与肾关系最为密切，而肾阳又为一身元阳之本，气化可以产生护卫津微，这是人体免疫疾病的基础。所以他认为疏利三焦、和解少阳是调节人体表里气血、内外状态、调达平衡、治疗复杂难治性多脏同病的主要方法。

三、 疏利三焦法治疗疑难病

　　三焦郁滞轻者是气机郁滞，重者是气机、水液、营卫甚至血运等脏腑同病的郁滞不通。气机不畅使阳气郁于内不能外达体表，阴阳之气不能顺接。可出现上热下寒、内热外凉的症状：在上则口干、口苦，在下则手足冰凉、四肢不温等；湿热侵犯，热邪由表入里，三焦水液郁蒸，化为湿热，湿热闭肺，波及中焦，甚至湿热弥漫三焦。可见发热、咳嗽、咳痰、气喘、胸闷、心悸、烦躁、呕恶、腹胀、尿少、水肿等；三焦气化不利，三焦之气不能升降出入，气机壅滞、水道不利、水液运行受阻，阻滞三焦，水饮积结，水湿停蓄。可见体内形成胸水、腹水、盆腔积液、水肿等。三焦气机气化均不利，水道不通，气不流津，津失输布，津聚为痰，血行受阻，瘀血内生，痰凝气滞，瘀阻脉络，痰瘀互结，可形成肿瘤，三焦膜系为脏腑联系通路，三焦郁滞不通也是肿瘤转移的途径。姜老认为三焦的功能包括了膜与淋巴，这就是肿瘤少数经过血液循环转移，大多数都是通过淋巴转移的原因。三焦气机不利，由气及血，水饮停滞经络瘀滞，不能通行表里上下，阳气郁于内不能达表，阴阳之气不能顺接，可见免疫系统疾病。重症的三焦郁滞、气化异常、水液血液停滞等影响经络、脏腑功能，表现出的症状错综复杂且涉及脏腑广泛，常见于多脏同病或脏腑同病，脏腑功能衰竭的内科疑难杂症，缠绵难愈，宿疾而兼新病，虚实互见。

三焦郁滞的基本治疗法则为疏利三焦。通即通畅三焦，流通气血，交通表里，通达上下，以解除导致三焦郁滞的病因，恢复三焦通畅。

化即气化，温化鼓舞阳气以恢复三焦气化功能，使五脏六腑各自发挥其正常生理功能，气血津液生化有源，转化有序。调即调理脏腑气血，以恢复脏腑之间正常的生克制化，以及气血津液之间相互依存、相互转化的关系。治疗上寒热并用，多脏兼顾，分析病机主次，以疏利三焦通调气血津液为主。

姜老常用的方剂有升降散。我读过赵绍琴教授的《温病九法》《赵绍琴医案》。赵老认为升降散能够解除血分郁热。升降散原方是治疗外感疫病、湿热充斥表里，充斥三焦上下，组成是僵蚕、蝉衣、片姜黄、大黄。片姜黄活血，大黄荡涤胃肠之气，分别向外向下；蝉衣、僵蚕是动物药，僵蚕还可化痰解痉，蝉衣轻灵上行解表透热。姜老常以升降散为底，再配伍其他药物。我认为升降散是疏利三焦的一个重要方剂，因为它的功效有内有外。大黄荡涤肠胃，胃肠的管道与中焦的管道相通，胃肠气行则中焦气亦行，中焦的水也走。疏转气机之品有柴胡、青陈皮、木香、香附、枳壳、枳实、厚朴、大腹皮、旋覆花等。宣上通下之品取提壶揭盖之意，常用麻黄、杏仁、贝母、桑叶、桑白皮、紫苏子、通草、淡竹叶、茯苓等。通阳化气之品有附子、桂枝、细辛、炮姜、艾叶、鹿角、淫羊藿等。补气调气之品有黄芪、灵芝、党参、茯苓、白术、山药、沙参等。调和血脉之品有川芎、当归、赤芍、牛膝、地龙、片姜黄、丹参等。疏风通络之品有僵蚕、蝉衣、全蝎、地龙、蜈蚣、土鳖虫、熟大黄等。

疑难病看起来很复杂，常无从下手，很多进修大夫跟姜老抄方，说跟不上姜老的思路，不知道他是如何选方用药。我说要记住疏利三焦为姜老第一治法，理解他的三焦论，再理解他的方子就很容易了。

四、 病案举隅

我对三焦第一次深刻的体会就是通过姜老师的一个临床案例。患者是一个高级干部的女儿，39 岁，系统性红斑狼疮、狼疮性肾炎史 8 年，尿少、全身浮肿 1 个月住院于某西医院，因尿少大量利尿无效于 2003 年 1 月 29 日请姜老师会诊。查体：BP 180/90mmHg，T 37.5℃，球结膜水肿，口唇无紫绀，腹软，移动性浊音阳性，双下肢高度指凹性水肿。入院后查：WBC 13.4×10^9/L，Hb 85g/L，NE 86%，尿蛋白 4 +，24h 尿蛋白定量 9g/24h，ESR 93mm/h，K⁺ 5.48mmol/L，BUN 16.6mmol/L，Cr 317μmol/L，ALB 14g/L，ANA 1：640。B 超示中量腹水。胸片示左侧胸腔积液。西医诊断：系统性红斑狼疮性肾炎；肾功能不全。会诊时已住院半月，尿量越来越少，每天输蛋白利尿，西医的治疗方法都用了，请过三个中医大夫会诊都没有明显缓解。

姜良铎教授会诊：患者全身浮肿，双下肢按之如泥，卧床不起，失眠心悸，大便不畅，口唇淡暗，舌淡红，苔水滑，脉弦细。

辨证：素体血虚，气不化水，三焦不通，气不流津，水气泛溢，致水气病（阴水）。

治疗：疏利三焦，化气行水。

处方：柴胡 12g，桂枝 10g，熟大黄 5g，黄芩 15g，赤白芍各 12g，猪茯苓各 20g，木香 6g，枳壳、枳实各 12g，泽泻 15g，瓜蒌 30g，黄芪 15g，当归 10g，生姜皮 10g，阿胶珠 15g，黄连 6g，吴茱萸 3g，制半夏 10g，生白术 15g，桑白皮 15g。14 剂水煎服。

姜老师下午三点多会诊，当晚六点服药，到凌晨 12 点，患者大量排尿，家属打电话高兴地说排尿很多。这是我对三焦第一次的感性认识。

2 月 11 日二诊：浮肿明显减轻，已能下床行走，血压正常，入睡困难且易醒，曾有舌痛[1]，无心悸，

[1]

舌痛：病名，系指舌赤红肿，如豆如樱，痰涎多的病证。《诸病源候论》认为"邪随脉至舌，热气留心，血气壅涩"；《杂病源流犀烛》卷二十四载"舌痛，舌红而肿大，属心经火盛"。此外，也有因胃中伏热熏蒸积毒而成者，治宜清热解毒。

纳少，四末不温，腿有瘀斑，大便不爽。舌淡，苔薄白，脉弦细。查 Hb 97g/L，BUN 和 CRE 近正常。

患者水困日久，损伤正气，酌加化湿、补气之品，舌痛示心火上炎，嘱自冲服生鸡蛋黄，寓黄连阿胶汤意。

处方：醋柴胡 12g，桂枝 10g，山药 15g，黄芪 15g，黄芩 15g，草果 10g，晚蚕沙（包）、当归各 10g，阿胶珠 15g，艾叶炭 10g，全瓜蒌 30g，生白术、枳壳各 15g，赤白芍各 20g，猪、茯苓各 20g，仙鹤草 30g，功劳叶 15g，虎杖 15g，五味子 9g，黄连 6g。14 剂水煎服。后水肿完全消退，体重减轻 20kg，指标恢复正常。

后来我们讨论这个病例，姜老师说这就是气行则水行。肺为水之上源，用宣肺的药，不只是宣肺，还能够疏利气机。亦用了枳壳、木香等理气药，人较虚弱又加入益气养血药物，标本兼顾，因此取得了良好的疗效。

第二个病例是姜老治疗卵巢癌并发三腔积液的病案。患者女性，66 岁。患者 2014 年春节前因胸闷胸痛、腹胀气喘就诊于某西医院，先诊断为结核性胸膜炎，抗结核治疗无效后诊断为卵巢癌。2014 年 9 月行子宫及双附件全切除术加大网膜切除术，病理提示卵巢上皮癌，ⅢA 期，并行卡铂及紫杉醇 5 个周期的化疗，之后出现胸腹水前来就诊。

就诊时见胸闷，心慌，气短、气喘，腹胀，口干口苦，心烦，欲冷饮，手足冰凉，畏寒怕风怕冷，腰膝酸软，双下肢轻度水肿，乏力，纳差，便秘，疲乏，面色晦暗，舌红绛苔中部黄燥剥脱，脉沉细数无力。查体：HR 116 次/分，双肺呼吸音粗，左下肺音低，腹部胀满，移动性浊音呈阳性。胸腹 B 超声提示：左侧少量胸腔积液 5cm×3.8cm，腹腔中量腹水，盆腔少量积液。肿瘤标志物 CA125 为 263U/mL。

辨证：癌毒侵袭，三焦不通，阴亏水停，湿热内蕴三焦。

治疗：疏利三焦，养阴利水，清化湿热。

处方：僵蚕 12g，蝉蜕 12g，姜黄 15g，酒大黄 9g，大腹皮 12g，木香 6g，枳壳 15g，鳖甲 10g，生地黄 30g，玄参 20g，赤芍 20g，猪苓 30g，茵陈 15g，白花蛇舌草 30g，半枝莲 15g。7 剂水煎服。

药后大便通畅，一日 3 次，胸闷腹胀、气喘气短症状明显好转，口干、口苦、心烦、欲冷饮、双下肢轻度水肿症状好转，仍有手足冰凉、畏寒怕风怕冷、腰膝酸软、乏力、纳差、疲乏等症状，面色晦暗，舌红绛苔、中部黄燥化、剥脱减少，脉沉细数无力。上方加生黄芪 15g，沙参 15g，酒大黄改为 6g，14 剂水煎服。

药后自觉周身轻松，精神好转，活动气喘，腹胀腿肿消失，手足凉、畏寒怕风、腰膝酸软、易疲乏，面色晦暗，舌暗苔薄黄少津，脉沉细。再次调整用药。

治则：疏利三焦，养阴利水，清化湿热。

处方：僵蚕 10g，蝉蜕 10g，姜黄 15g，酒大黄 6g，鳖甲 10g，生地黄 30g，玄参 20g，赤芍 20g，大腹皮 10g，猪苓 30g，白花蛇舌草 30g，半枝莲 15g，木香 6g，生黄芪 15g，沙参

15g，炮姜6g，焦杜仲15g。14剂水煎服。

后复查胸腹B超声提示：少量胸腔积液2cm×1cm，腹腔盆腔极少积液。肿瘤标志物CA125为179U/mL。

还有两个是我用疏利三焦法治疗免疫类疾病的病例。第一个是硬皮病合并肺间质纤维化案。硬皮病是皮肤肿硬，随病情进展皮肤越来越硬，手指关节也不能活动，脸部皮肤也开始紧缩。患者女性，63岁，2016年6月15日初诊。双上肢皮肤肿硬4年余，咳嗽气喘8月余就诊。2012年在北京协和医院诊断为"硬皮病"，曾使用激素和环磷酰胺治疗。2015年11月发热咳嗽，于协和医院胸部肺CT诊断为"继发肺间质纤维化"，予以抗炎化痰治疗。就诊时口服激素强的松25mg/d。

症状：患者双上肢前臂大片皮肤发暗肿胀硬结，双手感觉麻木肿胀、冷凉，咳嗽，咳痰，气喘活动加重，口中溃疡，心烦、眠差，怕风怕冷，大便黏腻，舌质暗红，苔黄腻。病人反映曾服用激素，但是病情进展到这个程度，服用激素很难受，不想再继续。我认为升降散是疏利三焦的第一方。因此首选了升降散。

辨证：三焦不通，气虚血瘀，湿热内阻。

治法：疏利三焦，益气通络，化湿清热。

方药：僵蚕10g，蝉蜕12g，姜黄15g，酒大黄9g，生黄芪15g，茯苓15g，川芎10g，全蝎6g，当归15g，赤芍15g，鸡血藤30g，羌活、独活各10g，白芥子9g，杏仁10g，桔梗10g，14剂，水煎服。

2016年6月29日二诊：患者上肢皮肤肿硬好转，皮肤发暗，双手麻木肿胀感觉减轻，仍然冷凉，咳嗽咳痰减轻，仍有气喘，口中溃疡消失，心烦好转，大便通畅，眠差；舌质暗红，苔薄黄腻，脉沉细。上方减酒大黄9g，加皂角刺5g，桂枝10g，14剂，水煎服。

2016年7月13日三诊：患者上肢大片皮肤肿硬明显好转，皮肤发暗，双手麻木肿胀感觉减轻，自觉轻松，冷凉减轻，咳嗽少，偶有咳痰，仍有气喘，心烦好转，大便通畅，眠差；舌质暗，苔薄黄腻，脉沉细。方药为僵蚕10g，蝉蜕12g，姜黄15g，生黄芪15g，党参15g，川芎10g，全蝎6g，当归15g，赤芍15g，鸡血藤30g，羌活、独活各10g，白芥子9g，皂角刺5g，穿山龙15g，桂枝10g，鹿角片10g，桔梗10g，30剂，水煎服。

后服用中药2年，激素逐渐减量至停用，症状好转，病情稳定，肺CT示肺间质纤维化较前减轻。

最后这个病例是结节病合并肢体皮下结节。结节病也是一种免疫病，它可以侵犯眼睛、关节、胃肠、心脏。结节病中，60%多的患者肺上有结节，不是肺窗上，而是纵隔里面有结节。

患者男，62岁，2015年10月21日初诊。患者1个月前发现大腿内侧及肘关节周围多发皮下结节，较大者约为5cm×3cm。于友谊医院查胸部CT：双肺门及纵隔多发肿大淋巴结；多发小结节，符合结节病。行结节活检示：上皮样肉芽肿。

诊断为结节病，西医建议服用激素及免疫抑制剂治疗，患者拒绝。就诊时患者自觉有痰、胸闷，无咳嗽、喘憋、心悸胸痛，二便可，大腿膝关节内侧及肘关节周围多发皮下结节，较大者约为 5cm×3cm。舌淡苔白，舌底脉络迂曲，脉细弦。

三焦也包括纵隔，纵隔属于心包，向外输出。因此他的肘关节、髋关节、膝关节周围出现鸭蛋大小的包块。该患者不同意切除，西医建议服用激素和免疫抑制剂，患者不愿服用激素，通过一个朋友找到我，我用温阳益气、活血疏利方法进行治疗，病情很快就有了好转。

辨证：阳气亏虚，痰瘀阻痹，三焦不通。

治法：疏利三焦，温阳益气，活血化痰，散结通络。

处方：黄芪 15g，桂枝 10g，茯苓 15g，白术 10g，白芥子 6g，天竺黄 15g，炙百部 10g，枳壳 10g，当归 15g，红花 10g，川芎 10g，土鳖虫 6g，三七 6g，姜黄 10g，郁金 10g，夏枯草 10g，7 剂，水煎服，日 1 剂。

二诊：2015 年 10 月 28 日。服上方后，患者胸闷稍改善，其他症状未见明显变化。舌淡，苔白，舌底脉络迂曲，脉细弦。上方去白术、炙百部，加木香 6g，桃仁 10g，牛膝 15g，桑枝 15g，14 剂，水煎服，日 1 剂。

三诊：2015 年 11 月 11 日，患者肘关节周围结节部分变小，咳嗽，痰少色白，无胸闷喘憋。舌淡，苔薄白，舌底脉络迂曲，脉细弦。上方去天竺黄、夏枯草加浙贝母 10g，炙麻黄

4g，鹿角片 10g，14 剂，水煎服，日 1 剂。

四诊：2015 年 11 月 25 日。服药后，患者咳嗽好转，仍有少量白痰，口干，无胸闷喘憋，舌红，苔白，舌底脉络迂曲减少，脉细弦数。上方去红花、桑枝，加威灵仙 15g，水牛角15g，半夏 9g，14 剂，水煎服，日 1 剂。

五诊：2015 年 12 月 9 日。患者肘关节周围、大腿内侧结节较前明显变小，无特殊不适，舌淡红，苔薄白，舌底脉络迂曲同前无明显变化，脉弦细。上方去茯苓、水牛角，加桂枝至 12g，土茯苓 15g，薏苡仁 30g，14 剂，水煎服，日 1 剂。

六诊：2015 年 12 月 23 日。服药后患者肘关节周围结节大部分消失，右侧大腿内侧仍有一较大者，近两日出现腹泻，无其他不适。舌淡红，苔薄白，舌下脉络迂曲已不明显，脉弦细。上方去三七、桃仁、浙贝母、土茯苓、薏苡仁，加滑石15g，全蝎 5g，桔梗 12g，水煎服，日 1 剂。

七诊：2016 年 1 月 15 日。患者腹泻好转，肘关节周围结节已全部消失，只剩右侧大腿内侧一小结节，患者现无不适。舌淡红，苔薄白，舌下脉络无迂曲，脉弦。于北京东方医院复查胸部 CT 示肺门及纵隔肿大淋巴结消失。

此外，疏利三焦宣肺展气可以治疗呼吸衰竭、心衰、肾衰竭等多脏器衰竭的病证。

我认为三焦理论需要创新，现代医学有很多进展，比如体液免疫系统，尤其是肠系膜的免疫系统，过去认为肠系膜不重要，现在发现它具有强大的免疫功能，可以影响到全身。

我们许多古代名医在当时的艰苦条件下能够把这些经验和理论记录并传承下来实属不易，这些都是留给后人的宝贵财富，我们应该努力用现代医学方法和科技手段去挖掘它的价值，以期能够更好地指导临床实践。三焦辨证也是一样，值得我们进一步地发挥。

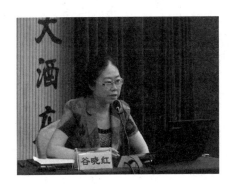

膜系理论及其治疗初探

谷晓红

谷晓红，教授，主任医师，博士研究生导师。现任北京中医药大学党委书记，国家级重点学科温病学学术带头人。兼任中国老年学和老年医学学会保健康复分会主任委员，世界中医药学会联合会中医治未病专业委员会副主任委员。曾获国家高等教育教学成果二等奖1项、北京市高等教育教学成果一等奖3项、教育部科技成果一等奖1项。发表学术论文160余篇，主编、参编著作20余部。

各位专家、老师、同学们，今天很多专家与大家畅谈了"三焦"，我试着不讲"三焦"，讲讲"膜系"。

"膜系"不是我个人提出来的，是基于古人的认识，同时，我的导师孔光一教授给予我的指导，以及温病教研团队的于河副教授、姜欣博士后，对我这次给大家报告的内容都有重要的贡献。

大家是否还记得去年的一篇文章《中医对话西医"肠系膜器官说"》[1]？肠系膜于2016年底在《柳叶刀》杂志被重新提出来[2]。以前被认为仅是消化系统内的碎片结构的肠系膜实际上是一个连续的器官，它或许是疾病从腹部转移到其他部位的一个途径。此发现引起国际轰动，国内也有许多报道。因此我们发表了《中医对话西医"肠系膜器官说"》来表达我们的观点，在这个学说上我们强调了中医理论——膜系。

[1]

谷晓红，于河．中医对话西医"肠系膜器官说"［N］．健康报，2017－02－15．

[2]

Coffey J C，O'Leary D P. The mesentery: structure, function, and role in disease.［J］．The lancet. Gastroenterology & hepatology，2016，1（3）：238－247. DOI:10. 1016/S2468－1253（16）30026－7.

膜系理论源于我的导师孔光一老师 2011 年对少阳三焦膜系的探讨。孔老今年已经 91 岁高龄，他建立了三焦膜系理论，把少阳三焦膜系的形态与分布、形成与病机、病机特点、起源及病机分析的指导意义等都进行了详细的阐释，此部分内容可见于《北京中医药大学学报》2011 年刊登的一篇文章——《少阳三焦膜系病机探讨》[1]。

[1]

孔光一，赵岩松，严季澜，等. 少阳三焦膜系病机探讨［J］. 北京中医药大学学报，2011，34（3）：149－150.

一、 三焦膜系的生理内涵

人体上下内外的各类膜层均属于三焦膜系。三焦膜系具有协调脏腑、运行津血、充养全身的作用，又是代谢的通道，故有决渎的功能，所以三焦膜系覆盖的范围是比较广泛的。

三焦膜系分外通性膜系和内通性膜系，这是孔老在文章中强调的。外通性膜系吸纳营养排出废物而内输，内通性膜系供运营养遍及全身及排废而外输。见下图。

基于孔老的三焦膜系理论，谈谈我理解的膜系。首先，膜系分布于体腔内外、半表半里。吴又可《温疫论》言膜系"内不在脏腑，外不在经络，舍于夹脊之内，去表不远，附近于胃，乃表里之分界，是为半

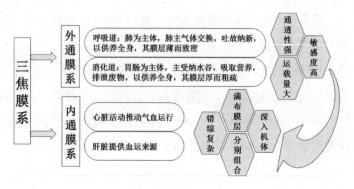

三焦膜系的分类

表半里"。其次，从形质来说，膜是一种有形质的实体，表现形式多样。《说文解字》解释"膜"为"肉間胲膜也，从肉莫声"，"莫"指"黄昏"，转义为"视物不清"，"肉"与"莫"联合起来表示"肉体中存在的一种半透明组织"，其大体形态与现代解剖的认识极为相似。然后，膜是通道，是气、津、血的布散通道，张景岳在《类经》中也提到了这一点，说："凡肉理脏腑之间，其成片联络薄筋，皆谓之膜，所以屏障血气者也。"

在形态结构上，内膜系为体腔内三焦脏腑内外、肌肉筋骨间的膜层结构，即三焦膜系。外膜系就是体腔外躯体四肢的肌肉、筋骨的膜层结构，即经筋体系。内膜系和外膜系的生理功能和病理改变也都是随着结构的生理变化转变成了病理的变化。见表1。

表 1　膜系的划分

	内膜系/三焦膜系	外膜系/经筋体系
形态结构	体腔内三焦脏腑内外、肌肉筋骨间的膜层结构	体腔外躯体、四肢的肌肉、筋骨的膜层结构
组成	内通性膜系：供运营养遍及全身及排废而外输 外通性膜系：吸纳营养排出废物而内输	十二经筋阳经膜系：联络骨骼、抵御外邪 十二经筋阴经膜系：沟通内外
生理功能	协调脏腑、运行津血、充养全身、排废	联络骨骼、协调运动、固护体表，抵御外邪、维络器官、沟通内外
病理改变	内生或外感邪气阻遏导致气滞、血瘀、津停、痰湿、湿热等	外感或内生寒、湿、热邪导致的血瘀、寒湿、湿热阻遏经络等

内膜系和外膜系是实现脏腑表里和内外联系的物质实质，这一点把整个人体的膜系进行了一个连通。内膜系和外膜系通过阴经经筋在胸腹腔进行交通。膜系气津血的运行有赖于阳气的推动温煦作用。

因此，我们对人体整个五脏六腑和膜系理解上的推动，实际上是我们认识人体生命一些非常重要的启示。

二、膜系的生理特点

膜系具有四个生理特点：一是流动特性，在生命认知过程中我们要加强对流体的管理，我们人体有 70% 是液体组成，

它不是简单的 H_2O，而是复杂的液体系统，需要进行管理。那么液体在哪里？其中很多都是在膜系里面。膜系有病可能就会带来水液代谢的障碍，出现阻滞情况。二是方向特性——向上、向下、向外、向里。三是循环特性，它是循环往复的，表里、上下、内外之间均有交通。四是压力特性。

———

三、 膜系疾病的病机

对于生命的认知，我们已经习惯使用西医的很多生物化学指标，但我们的身体不仅仅是以物质间的化学反应为基础，还有物质间力的作用，因此我们还应该使用生物力学来认知生命。膜系的病机与受邪的轻重、体质的强弱都有关系，感受外邪和内生的邪气都可以留滞于膜系。因为膜连着脏腑，布散于周身，集结于五脏，所以膜系损伤常为脏腑疾病发生的开端。比如急性链球菌性扁桃体炎导致的皮肤病，我认为和膜系的传变有关系。小儿急性化脓性扁桃体炎，发热不退，最终导致肾小球肾炎，这种免疫的抗原抗体的形成，到底是怎样一个认知，可能也和膜系的传变有关。"温邪上受，首先犯肺，逆传心包。"风湿热病关节的膜系改变，使心脏内膜发生了一些改变，导致风心病的发生，这也是膜系的一种传变。还有很多疾病，我们各科大夫都可以通过膜系的损伤将它们联系起来。随着某种疾病程度的加重，可能膜的损伤就更加深重，最终影响到我们身体其他脏腑的生理功能。

————

四、 膜系的感邪途径

膜系的感邪途径包括外通性膜系和外膜系。外通性膜系包括消化道黏膜、呼吸道黏膜、阴道黏膜、尿道黏膜和肛门黏膜。我见过阴道黏膜损伤导致的下肢湿疹合并的红肿热痛流水的患者，经过中医治疗，阴道的损伤解除以后，这个病的好转就非常明显。还有一个牙龈破损从胃肠系统进行辨证施治疗效差强人意，但从膜治效果很好的案例。根据病因病位，我们发现是她牙齿的缺损形成了黏膜的损伤，把牙补好以后，再使用中药治疗，疾病很快得到了根本性好转。这些例子给了我们启示，黏膜感染是可以传变的。艾滋病就是因为一个小小的肛门黏膜的损害感染了病毒，导致了全身免疫系统的摧毁。所以对于外通性膜系，我们要注意感染途径，预防为先。

外膜系疾病包括四肢和经筋的损伤。我们长时间待在空调房间里，可能很多人的外膜系就出现了不适，如果不进行治疗可能会导致内膜系的一些病变。

五、 膜系的病理特点

膜系容易感受寒、湿、热邪等侵袭，它的病机表现是气血不畅和气津失调，它的病变范围广、症状多，参与众多疾病的传变，所以膜系是人体最大的器官。

膜系的病理产物有食滞、蕴热和痰湿等。

我们每个临床医生都应该对膜系进行思考，它影响到的是否仅仅是内分泌腺体上膜的改变？其实，还会影响到呼吸、血液、骨髓、生殖系统等生理功能的改变。

膜系内通脏腑，影响精血互化，在这期间有着复杂的、系统的气化过程，刚才张晓梅教授提到了很多。

膜系外通脏腑。胃肠受热，循三焦膜系，可传于肺，可害于脾，可扰于心，可克于肾，可犯于肝。我们团队做了十多年胃肠积热的研究，现在在进一步开展相关脏腑的研究。

膜系是一个复杂而庞大的层面，处在脏腑内外和机体各部，有沟通内外各处的作用，无此则气、津、血等通道不通。缘于膜系的庞大，某些膜层局部受损也无大碍，但膜系又非可有可无。内伤杂病病因病机复杂，不少病证久治难愈，可以用膜系理论进行认识。

六、 膜系的辨证要点

如何辨治膜系，这只是一个初探。如果膜系理论这个假说存在，那么它是可以和现代西医对话的，因为它是有形的，是存在着的。过去在菜市场看到的猪肉是有膜的，膜是白色、黄色的，但在活的生命体它是软软的、流动的，里面有液体。这种通道使得我们身体的内外表里都进行了一个互通。许多疾病，在现代西医的生物学指标还没有检验出来，或者也没有在这方面进行开拓的时候，中医膜系的诊断可能就需要进一步发展。

膜的证候，在中医由来已久，它的辨证我们都很熟悉。它可以辨致病因素，包括六淫、七情、饮食等，也可以辨膜损部位、辨受累脏腑、辨虚实，还可以辨病理产物。这么多的辨证要点都是需要我们注意的。

七、 膜系的治疗方药

古今中医膜系治验举隅很多，吴又可治疗膜系之膜原疾

[1]

吴又可认为达原饮证"初始憎寒而后则昼夜发热，日晡益甚，头疼身痛，渐加烦渴，舌苔白厚腻，舌质红绛，脉数，应见胸脘痞满，呕吐"。

[2]

叶天士认为温疫病"舌白如粉而滑，四边舌色紫绛"。

[3]

俞根初《重订通俗伤寒论》曰："若舌苔粗如积粉，扪之糙涩，刮之不尽。"

[4]

雷丰《时病论》曰："宜透膜原法：治湿疟寒甚热微，身痛有汗，肢重脘懑。"

病是从湿热立论[1]，叶天士认为温疫病有独特的舌象改变[2]。俞氏[3]和雷氏[4]在此方面也多有论述。湿热在膜原，膜原是在胸脘之间，内近胃腑，也就是说呼吸系统和消化系统之间的部位就是我们说的膜原，也是膜系的一个部位。

湿热邪气在这个部位中，表现为苔如积粉的黄腻苔或白腻苔，常用的治疗方药为吴又可的达原饮及其相关的薛生白、雷丰、俞根初、刘松峰、樊开周等一系列治疗膜原的达原饮类方，它们都有相应的临床辨证以及加减，在临床上都有非常好的效果。见表2。

表2 达原饮及其类方组成

医家	基本药物	加法	减法	方名
吴又可	槟榔、厚朴、草果、甘草、黄芩、知母、芍药			达原饮
薛生白	槟榔、厚朴、草果、甘草	柴胡、藿香、苍术、半夏、石菖蒲、六一散	黄芩、知母、芍药	湿热阻遏方
雷丰	槟榔、厚朴、草果、甘草、黄芩	藿香、半夏、生姜	知母、芍药	宣透膜原法
俞根初	槟榔、厚朴、草果、甘草、黄芩	藿香、半夏、柴胡、枳壳、青皮、桔梗、荷梗	知母、芍药	柴胡达原饮
刘松峰	槟榔、厚朴、草果、甘草、芍药	黄柏、栀子、茯苓	知母、黄芩	除湿达原饮
樊开周	槟榔、厚朴、草果、甘草、黄芩、知母	枳壳、栀子、豆豉、荷叶、六一散、芦根、细辛	芍药	新定达原饮

我们在临床上总结这么多的方子，最重要的是这三个药：草果、槟榔和厚朴，这是膜原三剑客。不同的医家因为临床上应用的病案不同，所以治疗也会有相应的加减。

八、 验案二则

【验案一】

常某，男，62岁，烧伤医学专家，1998年10月初诊。

主诉：发热1月余。

现病史：患者2个月前去海南岛休假，回京半月后无明显原因开始高烧不已，时有恶寒，血常规基本正常，予对症退热治疗，热退汗出，继而复热，时有恶寒，因反复高烧导致心脏病加重，换用一种抗心律失常药物以后，恶寒消失，但高热难耐，并周身突发猩红的斑疹，夜间痒甚，西医诊断为"过敏性药疹"，但抗过敏药物无效。

刻下症：发热，体温最高39.5℃，时有汗出，咳吐稠痰，脘腹胀满，不思饮食，大便数日不下，口苦尿黄，舌红绛苔黄厚腻，脉滑数。

中医诊断：伏暑。

辨证分析：夏感海南之暑湿，伏藏于北京秋发，暑热内迫营血，湿邪阻于气分，湿热交结，三焦失利。

治法：先以疏利三焦，清化湿热为法。

处方：

半夏 10g	厚朴 10g	陈腹皮各 10g	槟榔 10g
草果 6g	黄芩 10g	知母 10g	杏仁 10g
白蔻仁 10g	生苡仁 15g	连翘 10g	青蒿 10g
芦茅根各 20g			

4 剂，水煎服，每隔 4 小时服一次。

二诊：药后热未退，斑疹仍现。但脘腹胀减，食欲转佳，大便已下但黏而不爽，舌苔薄。湿热渐化，营血热尚未清透。

处方：

黄芩 10g	知母 10g	芦茅根各 15g	丹皮 10g
连翘 10g	紫草 10g	半夏 10g	厚朴 10g
杏仁 10g	生苡仁 15g	僵蚕 15g	蝉衣 10g
槟榔 10g			

6 剂，水煎温服，每隔 4 小时服一次。

三诊：上方 3 剂药后热减（体温 38℃），斑疹大部分消减，继续服药，热退汗出而畅，口苦减轻，咳嗽如常，舌红苔薄腻，脉滑。

处方：

上方加贝母 10g，桔梗 10g，瓜蒌 15g。

6 剂，水煎服。

四诊：复感发热（体温 38.2℃），咳嗽，胸闷，大便干，尿黄，舌红苔薄黄腻，脉浮数。

辨证：肺胃郁热夹湿。

治法：宣肺清胃，芳香化湿。

处方：

藿香 10g	苏叶梗各 10g	佩兰 10g	陈皮 10g
厚朴 10g	桑叶皮各 10g	牛蒡子 10g	僵蚕 10g
杏仁 10g	连翘 10g	芦根 15g	薄荷 10g

5 剂，水煎服。随访病愈如常人。

这是孔老师带着我去会诊的一个病例。患者是疑难性发热，对于这种病往往要从膜系去论治。这个病人发高烧 1 个月不退，是一个伏暑病。他在海南岛休假后回到北京，夏感海南的暑湿，伏藏体内，于北京的秋天而发，形成了暑热夹湿的状态。而且这个病人还有比较复杂的治疗，他当时由于发烧引起了心律失常，换了进口的抗心律失常药，这个药如果按照中医辨证，它是一个温热性的药。所有的西药在中医眼里都可以是中药，因为它们都有药性。所以什么叫中药？在中医理论指导下使用的所有的药都可以叫中药。有些化疗药是寒凉性的，有些化疗药是温热性的。如果疾病辨证是温热性的，那么温热性的化疗药效果肯定打折扣，也可能无效，甚至可能还有强烈副作用。由此可以看出，服用抗心律失常药物作为一个助热的过程就导致了这个疾病难以痊愈，所以当时就高热难耐，周身有突发猩红的斑疹，晚上睡不着，舌质红绛，苔黄厚腻，脘腹胀满，辨证它的病位就是在三焦、在膜原，我们用的就是达原饮的加味。服药后，他的临床症状就得到了根本的治愈。这是我们治膜原的一个病例。

【验案二】

丛某，男，56岁，2011年8月1日初诊。

主诉：间歇性高热1年余。

现病史：患者一年来不明原因每月高热39℃，伴时有恶寒，对症治疗后热退。某三甲医院住院诊断不明。

刻下症：发热伴有恶寒，脘腹胀满，大便不爽。舌红苔黄厚腻，脉弦滑。

辨证：邪伏膜原。

治法：疏利膜原，化湿清热。

处方：

柴胡10g	青蒿10g	黄芩10g	厚朴10g
焦槟榔10g	半夏10g	茯苓15g	陈皮10g
石菖蒲8g	炒栀子10g	豆豉10g	瓜蒌15g

5剂，水煎，温服。连续服一个月，无热，截至10月15日未再发热。

第二个病例是一个威海老乡，他当时因为"间歇性高热一年余"的主诉在北京一家著名三甲西医医院住了两周多，西医无法确诊。对症治疗以后热就退，一般来说一周就好了，但他久久未愈。刻下症是发热伴有恶寒，脘腹胀满，大便不爽，舌红苔黄厚腻，脉弦滑。这样一个疑难性高热，西医没有诊断，所有生化检查都正常，说明他的脏腑功能没有受伤，但是他的膜系病了。治以疏利膜原，化湿清热，患者拿了5剂药回了威海，连续服了一个月没有再发热。这是8月1号的事，截止到 10 月 15 日未再发热，一直到今天他也没有再发热。

以上两个病例都是从湿热论治，但是，膜系病证是多维度的，并非只有湿热证。它的病性可以是寒证，可以是湿热，也可以是温热，因此临床诊治一定要分病因、病性。在病理上也有多种，如痰、湿、瘀、积等阻膜之道路，膜之道路不通、功能萎弱转输无力，可产生各种病理产物。同时还要辨病位，判断其病变是在内膜系还是外膜系。并且还要辨病期，辨其是在气分还是血分。

关于膜系的相关论文[1][2][3][4]，我们团队在孔老多年指导下也发表了几篇，我们现在也在继续进行研究，希望大家提出宝贵的意见，谢谢！

[1]

孔光一，赵岩松，严季澜，等. 少阳三焦膜系病机探讨 [J]. 北京中医药大学学报，2011，34（3）：149–150.

[2]

赵岩松. 从大动脉炎治疗案例看三焦膜系理论的临床应用 [J]. 现代中医临床，2016，23（1）：47–50.

[3]

于河，李杭洲，司庆阳，等. 从三焦膜系理论解析孔光一教授对妇科病的辨治思路 [J]. 世界中医药，2016，11（11）：2354–2358.

[4]

姜欣，谷晓红，刘铁钢，等. 中医膜系理论探究 [J]. 中医杂志，2018，59（17）：1441–1445.

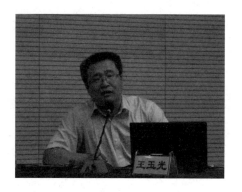

2017～2018年流感疫情回顾与中西医应对策略分析

王玉光

王玉光，男，教授，主任医师，医学博士，博士研究生导师。现任首都医科大学附属北京中医医院呼吸科主任兼肺病研究室主任；是金花清感方的六名研制人员之一。兼任中华中医药学会感染病分会常务理事兼副秘书长，中华中医药学会肺病分会常务理事，北京中西医结合学会呼吸分会副主任委员，北京中医药学会肺病分会副主任委员。曾获省部级奖励4项，主编著作5部。

尊敬的各位领导，各位同道，大家下午好。感谢赵岩松教授对我的介绍，其实我只是多一些临床经历，因此我对中医温病和疫病的防治可能会多一些临床体悟。

2003年我作为一名一线临床医生，第一时间全程参加了SARS的救治，那一个月我就住在病房。2004～2011年，我在北京地坛医院工作，期间参与了2008年手足口病、2009年甲型H_1N_1流感的救治。2009年我代表国家中医药管理局专家组在卫生部、世界卫生组织和《柳叶刀传染病学》医学杂志共同举办的大会上做了题为《中国中医药治疗甲型H_1N_1流感》的发言。2009年王辰院士发表在《Annals of Internal Medicine》上关于金花清感方的论文[1]，我和姜良铎老师、刘清泉院长都是共同作者。之后我又参与了2010年禽流感、2011年耐药菌的救治。2014年我陪同国医大师

[1]

Wang C, Cao B, Liu Q Q, et al. Oseltamivir compared with the Chinese traditional therapy maxing-shigan - yinqiaosan in the treatment of H_1N_1 influenza: a randomized trial. [J]. Annals of Internal Medicine, 2011, 155 (4): 217 -225.

李士懋在广州进行了登革热的重症救治。2015 年我参与了韩国在我国第一例 MERS[1] 的救治。作为一名一线临床医生，在 SARS 之后历次国内疫情方面都参与了一些一线临床工作，因此我只不过临床经历丰富一些。

我的汇报总共分为五个部分：第一部分是北京地区疫情监测与研判，第二部分是乙型流感特点分析，第三部分是流感防治热点问题分析，第四部分是流感的防治依然任重道远，第五部分是中医药在流感防治中的优势与特色。

[1]

MERS 病毒是一种新型的冠状病毒，这种病毒已经被命名为中东呼吸综合征冠状病毒，大多数 MERS 病毒感染病例发生在沙特。

一、 北京地区疫情监测与研判

2017～2018 年全球流感疫情的整体分布情况，欧洲是甲流、乙流并发，美国是以 H_3N_2 为主，北京地区的流感病原学监测发现 2017 年和 2018 年病原是有明显差异的。现在北京市已经开展了严重急性呼吸道感染（SARI）病例监测，目前我们发现流感以病毒为主体。从整个 2014～2018 年流感疫情分布趋势上看，每个年度的病原也是不相同的。2018 年是以甲流为主体，其中乙流的重症也占重要的地位。而前几年却并非如此，只有 2014、2015 年乙流的比例才稍微高一些。在 2018 年的疫情变化中，有一个疫情集中爆发时期。

集中发热疫情的分布，小学以乙流为主体，幼儿园是甲流。这与北京市的疫苗接种计划有关。目前对于甲流疫苗，60岁以上是免费接种的，3 岁以下不予接种，因为副作用太大。所以幼儿园发病以甲流为主；而小学和中学普遍接种甲流疫苗，所以甲流的保护率较高，而以乙流发病为主体。去年的疫苗不包括 Yamagata，只包括 Victoria 和 H_3N_2、H_1N_1，所以集中的疫情不一样。关于流感病毒 SARI，在 2017~2018 年流行季（截至 2018 年第 14 周），421 例 SARI 病例中 29 例接受 ICU治疗，9 例死亡；在 2016~2017 年流行季，363 例 SARI 病例中 20 例接受 ICU 治疗，4 例死亡。两个流行季 ICU 治疗率与死亡率差别不大。

整体评价北京市的疫情变化，在病原体方面，本流行季是乙型 Yamagata、H_1N_1 和 H_3N_2 亚型共同流行，且病原体没有发生变异，所以未形成类似于 2009 年甲流大流行期间的甲流病毒绝对主导的特点。时间分布方面，流感活动高峰仍然出现在元旦前后，并非像大流行那样出现反季节流行。地区分布方面，全球各地流感主导株不同，均未出现单一亚型流感病毒占绝对主导的情况。人群分布方面，流感疫情主要累及小学低年级和幼儿园，与 2009 年甲型 H_1N_1 流感大流行主要累及中学、小学的特点不同。流行程度方面，季节性流感远强于近几个月份，主要原因是 Yamagata 是本流行季流行的主要病毒株，但近年来北京市没有出现过该型的主导流行，且上个流行季和本流行季疫苗不包括 Yamagata。美国有四价疫苗，包括 H_1N_1、H_3N_2、Yamagata 和 Victoria，但是我们中国的疫苗只包括三型。我们去年预测并使用的是 Victoria，不包括 Yamagata。现在江苏的一个厂家四价疫苗已经快上市了。

——

二、 乙型流感特点分析

目前乙流盛行，关于乙流的特点，国内的流行病学资料统计不完整，医学界关于乙流的重症、乙流流行病学和乙流相关的免疫和病原学研究也并不深入。整个流感病毒分为甲型、乙型、丙型和丁型，一共是 144 个病毒型。目前人类感染的病毒型是 15 个，如 H_1N_1、H_3N_2 等，其中 H_7N_4 是去年在江苏刚发现的一个新的病毒株。

乙型分为两个，Yamagata 和 Victoria。它的流行特点是局部流行爆发。1985、1986 年曾在加拿大流行，20 世纪 90 年代在日本和美国流行，2002 年在欧洲流行，2012 和 2015 年在中国北方地区尤其是北京出现过两次乙流爆发，且均是在春节以后的 3 月份。

关于乙流的临床表现，教科书上和国外所有临床资料都认为乙型流感病毒感染后症状与甲型流感相似，但出现的消化道症状如呕吐和腹泻比甲流多，而出现的重症病例比甲流

[1]

华军，杜晓晨，李莺，等．儿童甲型和乙型流感病毒肺炎临床特征和混合感染比较［J］．中国当代儿科杂志，2013，15（11）：990－994.

[2]

李云娟，王雷，王阳，等．978例儿童流感临床分析［J］．中华实验和临床病毒学杂志，2017，31（3）：202－207.

[3]

韩明锋，程国玲，时靖峰，等．成年重症乙型流感临床特点及影像学特征［J］．实用医学杂志，2012，28（16）：2813－2814.

[4]

张琪，任晓旭，刘明月，等．儿童乙型流感相关危重症三例临床分析［J］．中国小儿急救医学，2010，17（2）：141－142.

[5]

赵琪彦，王培昌．甲型和乙型流感确诊患者血浆C反应蛋白和血常规结果分析［J］．中国医药，2014，9（3）：433－435.

[6]

徐震，孙杰，王家蔚，等．乙型流感患者外周血白细胞和淋巴细胞亚群变化分析［J］．中华实验和临床病毒学杂志，2013，27（1）：32－34.

[7]

黄赛虎，华军．小儿乙型流感病毒肺炎免疫特点分析［J］．儿科药学杂志，2014（11）：20－22.

少，但情况并非如此。从文章[1][2]分析中得知，乙型流感的重症肺炎比例要高于甲流。部分文章[2][3][4]还显示，虽然重症乙流的临床特点和甲流差不多，但孕妇是高危群体，儿童是主体。乙流的致病力虽然不如甲流强，但仍有致死性。不同型乙流的临床表现，如 Yamagata 和 Victoria 也存在差异。

关于乙流相关实验室检查[5][6]显示，乙型流感与甲型流感血常规、CRP 的变化无差异，白细胞总数不高或偏低，淋巴细胞比例相对增加，CRP 正常或轻微升高。乙型流感轻症患者外周血白细胞总数在急性期显著下降，恢复期迅速上升，而重症患者外周血白细胞总数、中性粒细胞百分比及绝对值在急性期显著上升，可能与重症患者容易合并感染有关，恢复期迅速下降。

关于乙型流感患者免疫特点[6][7]的研究表明，乙型流感患者淋巴细胞总数、CD3、CD4、CD8、CD19 在急性期显著下降，恢复期迅速上升；轻症患者天然免疫反应较轻，NK 细胞绝对值轻度下降；重症患者 NK 细胞绝对值在急性期显著下降，恢复期迅速上升，与混合细菌感染有关，提醒我们在临床工作中要注意鉴别。

三、流感防治热点问题分析

我们面对的乙流，儿童是主体，重症的出现频率也比较高，那么 2017～2018 年全球流感防治热点或关键的技术环节和防控要点有哪些呢？

国内外流感研究热点有四个方面。第一，疾病费用的评估。这是我们往往缺乏重视的一个点。以美国为例，每年 5000 万～6000 万人患病，50% 患者就医，有十几万病人住院，直接经济损失是 30 亿～50 亿美元。间接费用主要指生产力缺失而造成的损失，是直接损失的 10 倍。如 1995 年 2 亿天活动受限，1 亿天卧床。每年 10% 左右因病误工由流感导致。但据统计我国流感人群发病第 1、2 天在医院的就诊率极低，可能是因为大部分人应用了中药治疗。

第二，流感的超额死亡率[1]问题。流感季我们最应该关注的是高危人群。发达国家每年 20 万～50 万人死亡，美国 CDC[2]统计每年流感住院 20 万人，年死亡 3.6 万例，其中 15% 的高危人群占死亡人数的 84%。中国也是如此，甚至有说法称"每到冬天是高

[1]

流感的超额死亡率即流感流行高峰期的观察死亡率与非流行期季节性死亡率基线之差。

[2]

CDC：疾病控制与预防中心。

[1]

流感指南高危人群包括以下几种：

1. 妊娠期妇女。

2. 伴有以下疾病或状况者：慢性呼吸系统疾病、心血管系统疾病（高血压除外）、肾病、肝病、血液系统疾病、神经系统及神经肌肉疾病、代谢及内分泌系统疾病、免疫功能抑制（包括应用免疫抑制剂或 HIV 感染等致免疫功能低下）及集体生活于养老院或其他慢性病疗养机构的被看护人员、19 岁以下长期服用阿司匹林者。

3. 肥胖者（体重指数 BMI > 30）。

4. 年龄 < 5 岁的儿童（年龄 < 2 岁更易发生严重并发症）。

5. 年龄 > 65 岁的老年人。

[2]

重症流感诊断标准：流感病例出现下列 1 项或 1 项以上情况为重症流感病例。

1. 神志改变：反应迟钝、嗜睡、躁动、惊厥等。

2. 呼吸困难和/或呼吸频率加快：成人及 5 岁以上儿童 > 30 次/分；1 ~ 5 岁 40 次/分；2 ~ 12 月龄 > 50 次/分；新生儿 ~ 2 月龄 > 60 次/分。

3. 严重呕吐、腹泻，出现脱水表现。

4. 少尿：成人尿量 < 400mL/24h；小儿尿量 < 0.8 mL/kg·h^{-1}，或每日尿量婴幼儿 < 200mL/m^2，学龄前儿 < 300mL/m^2，学龄儿 < 400mL/m^2，14 岁以上儿童 < 17mL/h；或出现急性肾功能衰竭。

5. 血压 < 90/60 mmHg。

6. 动脉血氧分压（PaO$_2$） < 60 mmHg 或氧合指数（PaO$_2$/ FiO$_2$） < 300mmHg。

7. X 线胸片显示双侧或多肺叶浸润影，或入院 48 小时内肺部浸润影扩大 ≥50%。

8. 肌酸激酶（CK）、肌酸激酶同工酶（CK – MB）等酶水平迅速升高。

9. 原有基础疾病明显加重，出现脏器功能不全或衰竭。

龄人的坟墓"，尤其是在流感季节。流感的并发症里面，呼吸、心脑血管、糖尿病、肾病更加频繁和严重，导致了继发的肺炎和慢性病恶化。如心血管疾病的流感病死率是健康人的 50 倍，肺部疾病慢阻肺、哮喘是正常人的 100 倍，如果病人有心衰合并哮喘则是正常人的 800 倍，这就是所谓的高危人群和超额死亡率。国内对流感的死亡率计算方法与国外不一样，我们计算的是因流感导致的死亡率，而不是超额死亡率，这就是我国流感病死率低的真正原因。老年患者、儿童的住院比例明显升高，流感幼儿中耳炎发病率明显升高。另外一个特殊人群——孕妇，每年流感季节对孕妇来说是最为可怕的，因流感导致的流产、早产和死亡率都有不同程度的升高。

第三，关于高危人群[1]。流感指南特别指出年龄小于 5 岁、大于 65 岁的为高危人群。但是年龄小于 5 岁、大于 65 岁的人群在中国占多少，这些数据尚不十分明确。所以指南中高危人群的设定不太规范，对临床的指导意义有限。

第四，关于重症流感[2]。2017 年 12 月甲流、乙流爆发的时候，王永炎院士就曾打电话嘱咐我，让我去儿研所的时候一定要关注儿童是否爆发心肌炎。他非常关注肺外相关的疾病变化。

中国的重症流感诊断指南参考了 2010 年 WHO 重症流感诊断指南。它指出重症流感的治疗包括一般处理（如隔离、对症治疗），抗病毒治疗，糖皮质激素控制炎症，脏器支持治疗，另外我们的专家共识提到可以使用中药治疗。

目前认为抗病毒药物是减少流感发病和死亡的重要的医疗干预措施，所以 WHO、美国 CDC 指出，流感症状出现 48 小时内应给予抗病毒治疗，对于高危人群应在出现症状后尽快接受抗病毒治疗，无须等待实验室结果。这种治疗方法在我国是很难施行的，因为我国的流感高危人群特别庞大，如果采用这种治疗手段，抗病毒药物不能够满足防治需求。WHO 和美国 CDC 还指出重症患者或病情出现恶化的患者，即便治疗时间较晚也应尽快给予抗病毒治疗，这也值得商榷。

重症流感治疗尚存在以下一些问题：①奥司他韦治疗重症流感的最佳剂量是多少？②药物治疗的持续时间是多长？③是否可联合使用抗病毒药物治疗重症流感？④应不应该给重症流感患者加用抗生素？⑤重症流感患者应使用哪些抗生素？⑥体外膜肺（ECMO）是否适用于重症流感的治疗？⑦慢性气道疾病患者重症流感时是否使用糖皮质激素？目前尚没有充分的循证医学证据可以解决以上问题，重症流感的治疗大多是专家的经验。

去年首都儿科研究所是流感重灾区，我们按照各级领导的指示第一时间介入治疗。2017 年底到 2018 年初首都医科大学儿研所病毒的流感监测情况表明，甲流占 54%，乙流占 45%，住院的病人以 H_1N_1 为主，因为甲流的致病力还是比较强的。其中遇到很多棘手的病例，有得甲流后又感染乙流的病例，甚至还有一个病人同时感染了 H_1N_1、H_3N_2 和乙流三种病毒。临床是一本教科书，刘景源老师一直强调临床是医生最好的老师，要向临床学习，向实践学习。截至 2018 年 3 月 8 日，ICU 共收治重症流感患儿 32 例，死亡 1 例。关于病毒分型，常多种病毒感染并见，包括呼吸道合胞病毒（RSV）、腺病毒（ADV）、副流感病毒、单胞病毒、巨细胞病毒（CMV）、EB 病毒活化等。发病年龄方面，年龄最小的患儿 1 个月 10 天，最大的 15 岁，以婴幼儿居多。其中 9 例是有基础疾病的高危人群，这些基础疾病包括儿童朗格罕、神经母细胞瘤、肾病综合征等。《金匮要略》提到"虚劳诸不足，风气百疾"，这些特殊人群体质虚弱，抵抗力下降，因此容易患病。

第五，关于流感疫苗。全球公认的预防流感的方法是接种流感疫苗，那么接种疫苗对患病率产生多大影响呢？20 世纪 90 年代初全国乙流患病率是 15%，1996 年是 9.6%，现在小于 5 岁的是 0.3%，可见现代医学对人类健康做出了巨大贡献。

世界卫生组织每年 2 月 19 日会预测并发布当年流感的流行株，向全球所有生产流感疫苗的厂家公布当年疫苗所需要的组分建议。而去年把 Yamagata 漏掉了，这成为去年国内流感流行最主要的原因。根据我国《流感监测周报》49～52 四周的统计情况，我国主要的病株就是 Yamagata。

那么北京市的流感疫苗到底对流感疫情的影响是什么？虽然疫苗株系有偏差，但在 2017～2018 流感季，从北京市中小学校流感疫苗的接种率发现，接种率大于 50% 的，流感急重发热疫情为 2.7%，如果接种率小于 50%，急重发热疫情则达到 8.9%。可以看出即使是有偏差，但是急重发热疫情明显减少。所以说北京市的疫苗对流感疫情的控制还是有影响的。

———

四、 流感的防治依然任重道远

流感流行以后，中华医学会在元旦左右制定了 2018 年流感专家共识，但因为缺少循证医学证据，对流感的防治仍然处于探索的阶段。

无论是西医学还是中医学，在面对新的疫情时都是探索和试验，在临床中不断总结经验。抗病毒治疗的疗效有一定的意义，但疗效也存在争议。2016 年的 meta 分析显示，奥司他韦对于 H_1N_1 不能减少病死率，但可以轻度缩短病程 16.8 小时，这个时间对于轻中度流感的意义可能相比重度流感没那么大。当时北京市的流感治疗仍以达菲为主，北京许多医院的达菲都脱销了。所以流感的防治依然任重道远。

五、 中医药在流感防治中的优势和特色

秋冬季节是流感高发季节，因为流感的生物学特点是喜低温、干燥，而人类行为、气候变化、病原体本身的问题和疾病的传播媒介问题变化多端。

古人认为"时气病者，是春时应暖而反寒，夏时应热而反冷，秋时应凉而反热，冬时应寒而反温，非其时而有其气，是以一岁之中，病无长少，率相似者，此则时行之气也"，这是说时气的传染性。然后"皆因岁时不和，温凉失节，人感乖戾之气而生病者，多相染易"，又认为"天时暴厉之气流行人间，凡四时之令不正者，则有此气行也"。从中我们发现，中医一直在思考气候与传染病的关系，即所谓的季节性。目前全世界任何一个发达国家，包括美国都无法预测某个国家、某个地区流感具体的流行时间，也无法知道来源，更无法预测流感何时消失。关于流行范围，流毒天下是大流行，偏着一家是散发。古人将流行年份分为"盛行之年、衰少之年、不行之年"，去年就是盛行之年。

流感还具有地域性，以前北方和南方流行病毒株不一样，去年却一模一样。这是因为交通工具的发达，把全国变成了一个"村"。比如高铁是一个内通风系统，是相对封闭的。如果某节车厢有一个人得了流感，在流行季节这节车厢的其他

旅客就很容易传染。去年8月份从福建开往北京的高铁上就发生了一次流感爆发，这就是一个典型的以高铁作为传播链，把流感从南方直接带到北方的鲜明案例。

中医防治流感疫病的优势和特色在三因制宜，根据气候地理及生活习性制定防治方案和高危人群的处理。

2017年的气候异常，它是有记录以来最热的年份之一，其中11月是有记录以来第5个最热月。另外北京气象局表明风速较2016年增大，但降水少，天气干燥。然后突然的气候变冷，紧接着出现风速的下降以及干燥的问题，造成了低温和低湿的环境，导致了流感的爆发。

我们中医在防治流感疫情上走在了前面。当时我发现我们北京中医医院出现3个发热的病人，并且在同一个病房，此时正值流感高发季节，所以断定他们是传染病，CDC检测结果是甲流全阴性，乙流居多，紧接着我们就对所有的68例乙流病例进行了症状的搜集和中医四诊的研讨。

同时，我们也对流感整个的中医病因病机做了探讨。北京地区三面环山，称为"北京湾"，"北京湾"的特点是什么？它有三面山的阻挡，风进不来，所以风速非常低，并且非常干燥。而且北京地区还有冬至后进补的饮食习俗。此外北京地区还有一个最重要的特点，天气一冷就提前供暖，尤其是医院都提前一个月供暖。这就形成了外寒内热的病机。这个观点是周平安教授、姜良铎教授在国内首先提出来的，1998年大流感的时候两位先生第一次提出北京地区流感的特点是外寒内热。因为室内外的温度相差20℃左右，室内温暖如春，室外零下十几度。这就是流感流行发生的三因——饮食问题、地域问题、时间问题。北京乃至华北很多地区流感病人的特点是外寒内热夹杂燥邪，表现为发热、恶寒、身体疼痛、无汗、咽干咽痛、便干、舌红少津、脉数。

我们知道了流感的中医病机是外寒内热，就可以用金花清感方去治疗。金花清感方是姜老师、周老师率先在国内创立的治疗甲型 H_1N_1 的方子，它由麻杏石甘汤合银翘散加减而成，相关文章[1]发表在美国《Annals of Internal Medicine》上，当时的陈竺部长称这是中国中医药走向世界的里程碑。复方药物发表在美国权威杂志上是一个划时代的贡献。

有一篇文章叫作《未来肺炎的发展方向》发表在《美国呼吸和危重监护医学杂志》上，这篇文章提出，任何一个疾病的流行，包括肺炎感染，重点是人，这是西医学的巨大转变，他与我们中医学的"以人为本"不谋而合。

肺炎是一种常见的复杂的疾病，病原体耐药、新发病原体和人口老龄化都会导致肺炎增加，但是肺炎的发生很大程度上取决于抵抗肺炎的宿主反应活动的数量和质量。所以以宿主为中心的肺炎相关的研究将指导和开发新的预防和治疗肺炎和肺外并发症的治疗

[1]

Wang C, Cao B, Liu Q Q, et al. Oseltamivir compared with the Chinese traditional therapy maxingshigan – yinqiaosan in the treatment of H_1N_1 influenza: a randomized trial. [J]. Annals of Internal Medicine, 2011, 155 (4): 217 – 225.

策略。我们中医学很早就有了相似的认识，但却没有得到足够的重视。所以我读完这篇文章以后非常震撼。

现在西医学已经提出了以宿主为中心的研究目标、研究方法和工作目标，全球关于肺部感染的动向和未来的导向将发生划时代的革命。同时，西医认为不同的宿主肺炎的全身并发症和远期预后也是不一样的，制定的研究内容包括肺炎前要看人体的易感性，肺炎中要看宿主反应，肺炎后要看并发症和结局如何。这与我们中医认为的疾病的发生、发展和演变过程非常相似。最后制定的未来研究主题包括以宿主为中心的肺炎治疗方法，易感性和预后的预测工具，青年和健康成年人肺炎反应机制的研究，这些都有可操作性。

科学教人求真，中医也需要务实与创新，只有这样我们才能真正走在时代前列。

当年地坛医院出现重症流感，周平安老师晚上给我打电话，提到了《温病条辨·上焦篇》第11条，"太阴温病，血从上溢者，犀角地黄汤合银翘散主之。其中焦病者，以中焦法治之。若吐粉红血水者，死不治；血从上溢，脉七八至以上，面反黑者，死不治，可用清络育阴法"。我问老先生甲流和禽流感都有咯血，并且甲流重症几乎无一不咯血，而且咯血出现得越早，症状就越重，预后越差，但SARS没有一例出现咯血，这是为什么？周老师告诉我那叫粉红色水，"至粉红水非血非液，实血与液交迫而出，有燎原之势，化源速绝。血从上溢，而脉至七八至，面反黑，火极而似水，反兼胜己之化也"，这和急性肺炎的呼吸衰竭、典型的急性病毒性肺炎的演变过程非常相似。吴鞠通说："化源绝，乃温病第一死法也。仲子曰：敢问死？孔子曰：未知生，焉知死。瑭以为医者不知死，焉能救生。细按温病死状百端，大纲不越五条。在上焦有二：一曰肺之化源绝者死；二曰心神内闭，内闭外脱者死。在中焦亦有二：一曰阳明太实，土克水者死；二曰脾郁发黄，黄极则诸窍为闭，秽浊塞窍者死。在下焦则无非热邪深入，消铄津液，涸尽而死也。"这其实就是流感重症肺炎的各种并发症的表现。我们的温病理论对现代疑难病的指导意义真的非常贴近临床。

目前正在进行的大型临床试验"血必净注射液治疗重症肺炎"的研究表明血必净注射液的疗效远远优于达菲。这个文章发表以后，将会引起很大的轰动。

综上，中医药防治流感的优势与特色，第一是预防；第二是降低疾病医药费用：改善症状、缩短病程；第三是高危人群的个体化治疗，降低超额死亡率；最后是重症的治疗，降低死亡率。

以上的工作是我在得到了许多领导的支持和老先生的指导下完成的。感谢中国疾控中心、北京疾控中心、北京中医药管理局、儿研所、朝阳医院、地坛医院提供了很多资料。

虽岁月流转，但薪火相传，中医温病理论是能指导临床的，但是必须与西医学和现代科学与时俱进，一个学科如果不创新，是永远没有生命力的。但是，创新离不开前辈真正的启迪，离不开经典著作对我们的启发和教育。

谢谢大家！

从『复脉辈』的临床应用看温病学派对《伤寒论》的发展

刘景源

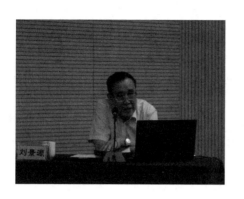

刘景源，教授，主任医师，研究员，博士研究生导师。现任国家中医药管理局突发公共事件中医药应急专家委员会委员，国家中医药管理局全国优秀中医临床人才研修项目指导专家。曾任国家中医药管理局中医药经典课程示范教学项目《温病学》《温病条辨》主讲教授。兼任中国中医药信息研究会温病分会会长，世界中医药学会联合会温病专业委员会筹备组组长。

我参加这次温病学论坛有两点感触。第一，到了威海感觉这里应该是咱们国家空气非常好的地方，李光耀同志曾经说过威海的空气如果装瓶的话是可以出口的，我深有同感；第二，威海的人文和历史积淀非常深厚，刚才苟天林老师讲从北洋水师的覆灭到中华民族的复兴，讲的时间虽然很短但是讲得非常深刻，我感触也很深。

　　我非常感谢谷晓红教授。谷老师从事温病学教学和临床30多年了，积累了非常深厚的基础教学和临床经验，教学效果非常好，堪称温病学领军人物。正如谷老师所言："咱们这个论坛规模不大但是内容很好，人员不多却层次很高"，这个论坛各个方面都兼顾到了，而且能坚持两年举办一次，实属不易，在这一点上我对谷老师非常感激。温病学派近年来虽然发展得比较好，但是比较松散，举办的活动不是很多，能够把温病学的学习活动作为一个每两年举办一次的专业论坛非常难能可贵。温病学论坛为什么能够成功举办，我认为是因为谷老师对温病学有着非常深厚的认识和感情。她参加过SARS的防治工作，而且是在第一线，积累了非常丰富的实践经验，所以能够在这里活生生地讲出来。我们对谷老师寄予厚望，希望她作为温病学派领军人物把这杆大旗继续扛下去，作为我们温病学承前启后的人物，能够将温病学发扬光大；同时还希望这次论坛能够办好、办成功，并且一直坚持下去。

国家中医药管理局对于中医人才的培养曾提出"读经典""做临床""跟名师"三条倡导，此倡导历经三十余年取得了突出的成绩，培养了四批临床优秀人才。每一期都是以三年为周期，这三年里召集全国各地的名师一起完成培养任务。然而第一期讲课的90多位老师现在仍然健在的已不到一半了。如此令人遗憾的状况怎么办呢？让这些老师的经验及时地传承下来，这一做法就显得非常重要和有意义了。

我认为在我们的前辈中传承比较好的，吴鞠通应该算一个。吴鞠通的《温病条辨》实际上是《伤寒论》的续集，他虽然讲的是温病，实际上却是在续写《伤寒论》。所以任应秋老师主编《中医各家学说》讲义的时候讲吴鞠通是"私淑"叶天士——他是跟叶天士没见过面的徒弟，是从书本上学的叶天士。叶天士那么多徒弟，我觉得没有人能超越吴鞠通，因为他全面继承了叶天士的临床经验和温病理论。《温病条辨》的重点当然是在三焦篇了，《上焦篇》对《伤寒论》的发展是白虎汤的应用，《伤寒论》用它治阳明病，但是吴鞠通用它来清肺，治太阴温病，这是一个大的发展。《上焦篇》的重点在清法，有的是清透，有的是清泄，有的是清补。《中焦篇》重点在于下，它先从承气汤开始，又列了六个加减承气汤，这是对《伤寒论》的一大发展——对下法的发展。《下焦篇》重点在于滋阴法。怎么发展的《伤寒论》？今天重点跟大家汇报这个题目，谈谈我自己是怎么读书，如何体会的。

一、 不读死书， 方能创新

古人读书不是读死书，读死书成不了大家，只能成为医匠。怎么才能成为大家呢？必须创新。吴鞠通是在《伤寒论》复脉汤的基础上通过加减，把"复脉中之阳"变成了"复脉中之阴"。伤寒和温病的治疗重点都是经脉中的病，都是经脉中的血发生异常，一个是阳不足，一个是阴不足，但是它都用复脉的方法，这个思路非常好。"复脉辈"是吴鞠通在临床组方遣药思路上对《伤寒论》张仲景学术思想的继承与发扬，先继承后发扬，这就是我们中医学的特色。有人说中医学发展缓慢，中医学发展当然缓慢了，它不是拿兔子、耗子来做实验，而是在长期的临床实践中摸索发展。它是慢，但是它可靠。还有人说它不科学，但是它却是真理。科学是有时限性的，今天是科学明天就可能是谬论，但是中医没有时限性，因为它来自于临床，临床是中医学的生命。所以我觉得这些前辈们是在临床中去读经典、发扬经典，他们又重新创立了经典。

《伤寒论》中有复脉汤一方，治疗伤于寒者的"脉结代，心动悸"。《温病条辨》将复脉汤加减化裁，衍化出"复脉辈"六个方剂，为治疗伤寒的"脉结代，心动悸"创立了新的方法。伤寒与温病的脉结代与心动悸，病因病机不同，治疗方法迥异，但吴鞠通能遵循张仲景的学说而加以发展，其临床组方遣药的思路颇值得学习与研究，下面把我学习的心得体会跟大家共同探讨。我感到非常欣慰的是今天在座的各个高等中医院校温病教研室的老师同道们，应该说中青年的精英们大部分都来了，能够跟大家共同探讨温病学说我感到非常高兴。

二、《伤寒论》：复脉中之阳气

《伤寒论·辨太阳病脉证并治》第 177 条载："伤寒，脉结代，心动悸，炙甘草汤主之。""甘草四两炙，生姜三两切，桂枝三两去皮，麦门冬半升去心，人参二两，生地黄一斤，阿胶二两，麻仁半升，大枣三十枚擘。上九味，以清酒七升，水八升，先煮八味，取三升，去滓，内胶烊消尽，温服一升，日三服，一名复脉汤。"这一条所讲的是外感寒邪损伤心阳，导致心脏阳气不足的证候。

出现脉结代有血液与血脉两方面的原因：一方面是由于

阳气不足，对血液的温煦及推动无力，使血因寒而凝滞，运行艰涩；一方面是由于阳气不足，对血脉的温煦及推动无力，以致血脉拘急，血流不畅。也就是说，血液凝滞、血脉拘急两方面的原因导致了血运不畅，以致出现脉结代。咱们说心主血脉，后来简化成心主血，我认为这个说法不对，心因为主脉才主血，没有脉哪来的血啊，所以凡是临床上出现心脏的病变都是血和脉两方面的原因，不能只谈血。

出现心动悸的原因是阳气对心脏失于温煦而致心脏拘挛，悸动不安。要使脉搏恢复正常的跳动，就必须恢复脉中的阳气，炙甘草汤就是恢复脉中阳气的方剂，所以又名"复脉汤"。方中以炙甘草为君药，补中气以充化源，使后天之本生化有源，则全身气血恢复，脉中的阳气自然恢复。人参、大枣甘温补气。桂枝、生姜、清酒都是辛温药，温阳散寒，温通血脉，促进血液运行。炙甘草、人参、大枣补气，桂枝、生姜、清酒在补气的基础上通阳，脉中的阳气得以恢复，血液得以温化，血脉得以畅通，脉搏的跳动自然就恢复正常了。方中的生地、麦冬、阿胶滋阴养血，麻仁润燥。伤寒病是因为寒邪损伤脉中的阳气而导致脉结代，为什么加这么多滋阴养血润燥的药物呢？我觉得有两方面的原因：一方面可能和病人平素体质虚弱、心脏的阳气与营血不足有关，心气、心血两亏，所以感受寒邪之后很容易诱发心功能失常。如果是健康人，感受寒邪后不至于出现这么严重的病变。根据这个方剂的药物组成来以方测证，可以推测这种病人平素可能就是气血不足的体质，受寒之后阳气受损，就更加重了病情，所以在补气通阳的同时，要加入滋阴养血的药物，以达气血双补。另一方面的原因是，桂枝、生姜、清酒都是辛温燥烈的药物，它们固然可以通阳，但是也容易耗散阴血，所以在用这些刚燥药物通阳的同时，加入滋阴养血润燥的药物来制约桂枝、生姜、清酒的燥烈之弊，防止产生副作用。这个方剂的组成，既有补气通阳的药物，又有滋阴养血的药物，可以说补气通阳而不燥烈，滋阴养血而不柔腻，配伍非常平和精当，但在平和之中，又以补气通阳为主。方中补气、补血、补阴的药都有，突出的是通阳。

———

三、《温病条辨》：复脉中之阴液

《温病条辨·下焦篇》第1条载："风温、温热、温疫、温毒、冬温，邪在阳明久羁，或已下，或未下，身热，面赤，口干舌燥，甚则齿黑，唇裂，脉沉实者，仍可下之；脉虚大，手足心热甚于手足背者，加减复脉汤主之。"吴鞠通给自己加了个分注："以复脉汤复其津液，阴复则阳留，庶可不至于死也。去参、桂、姜、枣之补阳，加白芍收三阴之阴，故云加减复脉汤。在仲景当日，治伤于寒者之结代，自有取于参、桂、姜、枣，复脉中之阳；今治伤于温者之阳亢阴竭，不得再补其阳也。用古法而不拘用古方，医者之化裁也。"我今天讲的是热邪损伤真阴，导致心阴不足出现的脉结代，心动悸，所以必须复脉中之阴。

"加减复脉汤方（甘润存津法），炙甘草六钱，干地黄六钱，生白芍六钱，麦冬（不去心）五钱，阿胶三钱，麻仁三钱（按：柯韵伯谓旧传麻仁者误，当系枣仁。彼从"心动悸"三字中看出传写之误，不为无见。今治温热，有取麻仁甘益气，润去燥，故仍从麻仁），水八杯，煮取八分三杯，分三次服。剧者加甘草至一两，地黄、白芍八钱，麦冬七钱，日三、夜一服。"

这一条作为《下焦篇》的首条，紧接《中焦篇》，引出《下焦篇》诸证，为承上启下之文，是下焦温病的提纲。论述温热病由中焦阳明气分传入下焦血分，导致真阴耗损的证治。风温、温热、温疫、温毒、冬温等温热类疾病，热邪在中焦阳明气分日久，气分有形热结之证持续不解，必然深入下焦，吸灼真阴而导致肝血肾精大亏的真阴耗损之证。中焦阳明气分有形热结证与下焦真阴耗损证，二者虽然都有燥热与阴伤之象，如"身热，面赤，口干舌燥，甚则齿黑，唇裂"等，但虚实却判然有别。本条以热型与脉象为鉴别标准，中焦阳明气分有形热结的腑实证以燥热为主，症见高热而"脉沉实"，无论是否用过下法，仍然可以用下法以急下存阴；下焦真阴耗损证可见"脉虚大，手足心热甚于手足背"，这是阴虚内热证，其脉虚大是因为脉中阴液大亏，阴不敛阳，阳气浮越支撑脉管所致，所以轻取似大而重按空虚，故以"加减复脉汤主之"，用甘寒之品以滋阴复脉，兼清虚热，或有大便不下，通过滋阴增液，就可以收润下之功。加减复脉汤是由《伤寒论》的复脉汤去人参、桂枝、生姜、大枣、清酒，加白芍组成。方中的炙甘草并不是用来补气，而是与白芍配伍，酸甘化阴以补充阴液，再配入其他滋阴养血的药物滋补肝肾之阴，通过滋阴以复脉中的阴液，它是治疗下焦温病真阴耗损证的基础方。在《温病条辨·下焦篇》中，这个方剂有五个加减方，吴鞠通将它们统称为"复脉法"或"复脉辈"。按现代的说法，可以说是复脉系列方，就是恢复脉搏跳动的一系列有效方剂。《温病条辨》的"小定风珠"，因为它不是复脉汤的加减，也不是以复脉汤为基础组方的，所以它不属于复脉辈。

《温病条辨·下焦篇》第2条载："温病误表，津液被劫，心中震震，舌强，神昏，宜复脉法复其津液，舌上津回则生。汗自出，中无所主者，救逆汤主之。""救逆汤方（镇摄法）即于加减复脉汤去麻仁，加生龙骨四钱，生牡蛎八钱，煎如复脉法。脉虚大欲散者，加人参二钱。"

《温病条辨·下焦篇》第3条："温病耳聋，病系少阴，与柴胡汤者必死，六七日以后，宜复脉辈复其精。"

《温病条辨·下焦篇》第4条："劳倦内伤，复感温病，六七日以外不解者，宜复脉法。"

《温病条辨·下焦篇》第5条："温病已汗而不得汗，已下而热不退，六七日以外，脉尚躁盛者，重与复脉汤。"

《温病条辨·下焦篇》第6条："温病误用升散，脉结代，甚则脉两至者，重与复脉，虽有它证，后治之。"大家注意这句话"甚则脉两至者"，有的文章说脉两至是二联律，我认为这个说法是错误的。"脉两至"是指一呼一吸脉搏跳动两次，人一呼一吸每分钟是16次，即使有点发热算每分钟20次，那么一呼一吸脉搏两至表示每分钟脉搏40次，这是严重的心动过缓，不是二联律。这句话其实是说患者出现了严重的脉结代，甚至出现严重的心动过缓，此时宜大剂量用复脉，有其他的表现不管，先复阴，然后再考虑其他问题。

《温病条辨·下焦篇》第7条："汗、下后，口燥咽干，神倦欲眠，舌赤苔老，与复脉汤。"

《温病条辨·下焦篇》第8条："热邪深入，或在少阴，或在厥阴，均宜复脉。"分注："此言复脉为热邪劫阴之总司也。盖少阴藏精，厥阴必待少阴精足而后能生，二经均可主以复脉者，乙癸同源也。"

《温病条辨·下焦篇》第9条："下后大便溏甚，周十二时三四行，脉仍数者，未可与复脉汤，一甲煎主之；服一二日，大便不溏者，可与一甲复脉汤。"十二时是指十二个时辰，即24小时。"一甲煎（咸寒兼涩法），生牡蛎二两（碾细），水八杯，煮取三杯，分温三服。"一甲复脉汤方即于加减复脉汤内去麻仁，加牡蛎一两。

《温病条辨·下焦篇》第10条："下焦温病，但大便溏者，即与一甲复脉汤。"分注："温病深入下焦劫阴，必以救阴为急务。然救阴之药多滑润，但见大便溏，不必待日三四行，即以一甲复脉法，复阴之中，预防泄阴之弊。"

《温病条辨·下焦篇》第 13 条："热邪深入下焦，脉沉数，舌干，齿黑，手指但觉蠕动，急防痉厥，二甲复脉汤主之。""二甲复脉汤方（咸寒甘润法）即于加减复脉汤内加生牡蛎五钱，生鳖甲八钱。"

《温病条辨·下焦篇》第 14 条："下焦温病，热深厥甚，脉细促，心中憺憺大动，甚则心中痛者，三甲复脉汤之。""三甲复脉汤方（同二甲汤法）即于二甲复脉汤内加生龟板一两。"鳖甲虽然能够滋补肝肾，但是它不入心经，所以必须加龟甲，龟甲能够入心经，能够镇心安神。

《温病条辨·下焦篇》第 16 条："热邪久羁，吸烁真阴，或因误表，或因妄攻，神倦瘛疭，脉气虚弱，舌绛苔少，时时欲脱者，大定风珠主之。"分注："此邪气已去八九，真阴仅存一二之治也，观脉虚、苔少可知。故以大队浓浊填阴塞隙，介属潜阳镇定。以鸡子黄一味，从足太阴下安足三阴，上济手三阴，使上下交合，阴得安其位，斯阳可立根基，俾阴阳有眷属一家之义，庶可不致绝脱欤！"

"大定风珠方（酸甘咸法），生白芍六钱，阿胶三钱，生龟板四钱，干地黄六钱，麻仁二钱，五味子二钱，生牡蛎四钱，麦冬（连心）六钱，炙甘草四钱，鸡子黄（生）二枚，鳖甲（生）四钱，水八杯，煮取三杯，去滓，再入鸡子黄，搅令相得，分三次服。喘加人参，自汗者加龙骨、人参、小麦，悸者加茯神、人参、小麦。"

《温病条辨·下焦篇》第 1、2、3、4、5、6、7、8 条所述，都是加减复脉汤的症状。把这 8 条综合起来，就构成了一个典型的热邪损伤肝血肾精的真阴耗损之证。其证候可见：手足心热甚于手足背，心中震震，舌强，神倦欲眠或神昏，耳聋，口燥咽干，舌赤苔老，脉虚大，或躁盛，或结代，甚则一息两至（迟脉）。

第 2 条中的"心中震震"，是心中悸动不安的意思，也就是《伤寒论》中所说的"心动悸"。第 6 条中的"脉结代，甚则脉两至"，是讲下焦温病除可见"脉结代"之外，还可见脉一息两至（正常脉象应当是一息四至，闰以太息），也就是迟脉。上述症状的出现，是因为热邪深入下焦，损伤肝血肾精，导致真阴耗损，而致全身阴液大亏。真阴亏耗，心阴也不足，因而心失所养，心脏拘挛，所以心中震震，悸动不安。阴液亏损，血脉空虚，血液黏稠，运行涩滞，所以脉结代，甚则脉迟。

温病的脉结代，心动悸，是因为脉中之阴液大伤所致，所以吴鞠通在复脉汤原方中"去参、桂、姜、枣之补阳，加白芍收三阴之阴"，组成加减复脉汤，使之成为复脉中之阴的方剂。

吴氏自称"用古法而不拘用古方，医者之化裁也"，这正是吴氏继承仲景学说而又在临床实践中灵活变通，发扬光大的具体体现。

如果真阴耗损又兼见"汗自出，中无所主者"（第2条），是心气心阴大伤，将成虚脱之势，所以在加减复脉汤中去麻仁之滑泄，加生龙骨四钱、生牡蛎八钱组成救逆汤，以潜阳镇摄，敛阴固脱。

如果真阴耗损又兼见"大便溏"者（第9条、第10条），则先用一甲煎（生牡蛎二两）存阴、涩大便、兼清余热，就是吴鞠通所说的"一物而三用之"。如果用一甲煎后大便溏已止，可以在加减复脉汤中去麻仁之滑泄，加生牡蛎一两，组成一甲复脉汤。方中用加减复脉汤滋阴复脉；又在加减复脉汤中去麻仁，再用生牡蛎涩肠止泄，于"复阴之中，预防泄阴之弊"。

如果真阴耗损的加减复脉汤证进一步发展，则可引起水不涵木，虚风内动之证而出现"手指但觉蠕动"（第13条），治疗要在加减复脉汤中加生牡蛎五钱、生鳖甲八钱组成二甲复脉汤，以滋阴养血，潜阳息风。

如果二甲复脉汤证再进一步发展，又出现"心中憺憺大动，甚则心中痛"（第14条）的心悸、心痛重证，则于二甲复脉汤中再加生龟甲一两，以镇心安神。

如果真阴耗损不止，以致"时时欲脱"（第16条），将成亡阴脱液之势，则用大定风珠以"填阴塞隙"，大补元阴，潜阳镇摄。

在复脉辈中，二甲复脉汤、三甲复脉汤与大定风珠三方，只是一二味药之差，其中以大定风珠中填补的药物最多。但是，在大定风珠中虽然大量使用了"血肉有情之品"，却把方中的药物剂量减少，生牡蛎由二甲复脉汤中的五钱减为四钱，生鳖甲由八钱减为四钱，生龟甲由三甲复脉汤中的一两减为四钱。其原因是，这些"大队浓浊"的动物药虽然有"填阴塞隙"之功，但是又浓腻碍胃，难以受纳。正如王孟英所说："定风珠一派腥浊浓腻，无病人胃弱者亦难下咽。如果厥、哕、欲脱而进此药，是速其危矣。"吴鞠通有鉴于此，在"复脉辈"诸方中，由于病情的加重不得不增加药物者，就采取了加药减量的方法，这也实在是无奈之举。

综上所述，伤寒与温病都可以见脉结代与心动悸的症状，但是因其病因病机不同，所以治法也判然有别。吴鞠通能从病因病机入手，对《伤寒论》的复脉汤进行加减化裁，组成"复脉辈"，使之由复脉中之阳气变为复脉中之阴液，其临床处方遣药的思路，很值得从师学习者深入体会与借鉴。

——

四、多学习、多实践，方能出真知

任应秋老师对吴鞠通的评价用了一个词"私淑"叶天士，我认为他才是叶天士的真正继承者，虽然他们没见过面。要问谁学伤寒学得最好？我觉得温病学派学得最好。伤寒学派专门研究伤寒的那不用说了，但是他们研究的是伤寒，我们研究的是温病，能够在伤寒学派基础上创立了温病学派，这些人不简单。

方药中[1]老师曾经这样说过，20世纪40年代重庆流行霍乱的时候，他们医生都得下乡去治病，很多医生尤其年纪大的、身体弱的都故去了，健在的不多，他是其中之一。可以说温病流行的时候，医生作为治病救人的白衣天使——那时候不穿白衣也是天使——与患者同呼吸共命运。医生也是人，那时候防护措施不好照样被传染，好多医生跟病人一块死去，光荣殉职。所以我说温病学派是建立在白骨堆上的科学，是在死人堆里爬出来的学科，不容易。它是对《伤寒论》继承最好的一门学科，我觉得比伤寒学派继承得更好，因为它有创新，伤寒学派没见着谁有创新的，没有什么新的发现，真正把伤寒论发掘出来创立一个新的学派的是温病学派。

在座诸位很多都是中青年教师，是我们温病学界的精英，人我不一定认识，但是我拜读过你们的文章，有些很有见地，写得很好，但是有大的创见的不多。原因在临床上，一方面是现在这类病人都送传染病院，我们见不着，另一方面就是近年来的发病率确实低了。希望同志们争取一切机会早临床、多临床、多看病人，只有这样才能有所创新。总在书本上考据来考据去是拿不出新东西来的。所以说读经典跟做临床是密切相关的，经典读得好临床才能做得好，临床

[1]

方药中（1921—1995）原名方衡，重庆市人，中医名家。

做得好才能把经典读好用活，才能有所发扬有所创新。

希望在座的各位精英们挑起温病学继承、发展、发扬并创新的重担。今天与会者中我是最大的，诸位都才四五十岁，正是好时候、黄金时代，希望你们在今后二三十年的奋斗过程中能够使温病学发扬光大。革命尚未成功，同志仍需努力，谢谢大家！

名医董建华院士论治胃病学术思想及临床实践

杨晋翔

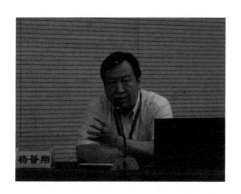

　　杨晋翔，教授，主任医师，博士研究生导师。现任中华中医药学会脾胃病分会副主任委员，中华中医药学会脾胃急症委员会主任委员，中华中医药学会内科分会常委，国家级重点专科脾胃病学负责人，北京市名老中医董建华工作室负责人。主持国家中医药管理局级课题2项，教育部重点课题1项，首都医学发展科研基金课题1项。发表学术论文60余篇，主编、参编著作近20部。

各位老师和同道们，大家好。四次温病学论坛给我带来了12个字感悟，这12个字也是在座诸位名医的成长之路——读经典、做临床、拜名师、悟医道。我感觉四次温病学论坛不仅从温病学角度，而且从温病学对中药的贡献等方面都是一个典范。谷晓红书记带领的四次温病学论坛以及相关学术活动，我认为在温病学的继承与发展，温病学为中药的发展，温病学为世界人民服务方面，都做出了非常大的贡献。我作为董建华研究室的主任，坚决支持以谷晓红书记为旗帜的我们的温病优秀学科和团队，同时我也代表中华中医药学会脾胃病分会对大会表示祝贺。

我将从三个方面和大家一起分享董老的经验，也就是从道、法、术三个方面。首先谈道，看看董老的四论；而后谈论董老运用温病学的方法以及其他的一些方法治疗脾胃疾病；最后在术的方面进行探讨，包括把董老善用的药对展示给大家。

一、 学术思想重四论

1. 通降论

胃为水谷之腑,传化物而不藏,以通为用、以降为顺。董老在谈胃的时候从三个方面入手:生理、病理、治疗。

胃气的和降,以胃腑阳气的温煦、推动及阴液的濡润为基本条件,阳气阴液相互为用,受纳于胃中的饮食得以腐熟、润降。叶天士亦强调:"脾宜升则健,胃宜降则和。"所以说胃和的关键就在于胃气润降。但胃之和降,并非胃腑独自之功,与脾气的运化升清、肝脏的疏泄升发、胆汁的通降、肺气的宣发肃降、大肠的传导下行等其他脏腑的功能密切相关。

胃为传化之腑,只有保持通降之性,才能奏其纳食传导之功。若致病因素作用于胃,如饮食失节、情志不遂、邪气犯胃,或它脏病变影响胃腑,使胃失和降,气机塞滞,则水反为湿,谷反为滞,阻碍气血运行,从而形成气滞、血瘀、湿阻、食积痰结、火郁等病理产物,均可导致胃痛。

胃痛日久,必内传于脾,脾气受伤,传化失司,升降失调,清浊相干,郁滞自中而生,属于虚中夹滞。故胃痛不论寒热虚实,内有郁滞是共同的特征。寒则凝而不通,热则壅而失降,伤阳者滞而不运,伤阴者温而不行。胃喜通降而恶壅滞,病则胃失和降,气机郁滞,故治疗上董老强调以通降为要。

所谓通，就是调畅气血，疏其壅塞，散其郁滞，并承胃腑通降下行之性，使气机调畅。胃腑实者，宜祛邪导滞，和胃通降；胃气虚者，气机不运，虚中有滞，宜补虚行滞，和胃通降。

董老临床运用通降法治疗胃痛时，将其概括为十法：即理气通降、化瘀通降、通腑泄热、散寒通降、平肝降逆、导滞降胃、升清降浊、辛开苦降、辛甘通阳、滋阴通降。由此可见胃痛的治法，着重于"通"，补法亦需寓通。

2. 气血论

脾胃为水谷之海，气血生化之源，脏腑经络之根，故脾胃与人体气血盛衰有密切的关系。中焦脾胃的络脉较其他脏腑的络脉更为丰富。因为一方面脾胃除所属同名经脉分支的络脉外，尚有"脾之大络"与"胃之大络"；另一方面脾胃络脉既能营养脾胃本身，又是输注气血津液于经脉的通路。因此，脾胃功能直接影响气血的盛衰与调畅。

胃为多气多血之腑，以气血调畅为贵。若胃腑受邪，首先可能是由于胃气壅滞，其次则是因为肝气郁结，横逆犯胃而致肝胃气滞，继则肝胃气逆。气滞日久，影响血行，必然会导致血瘀为患。

董老对胃病的辨证论述非常细，举一个例子，气滞血瘀何以为辨？从疼痛性质看，若胀痛为主，伴有嗳气者属气滞，痛如刺如割者属瘀血；从疼痛部位而言，痛处游走不定，攻冲作痛者为气滞；痛处固定，或扪之有包块者为血瘀；从病程分析，初病在经属气滞，久病不愈属血瘀。胃病日久，气滞血瘀互为因果。

董老在诊治胃痛过程中善用气血辨证。在448例胃痛病案中，使用化瘀药物者占52%，用理气药物者达95%以上。

董老治疗胃痛气分之病，常采用理气通降、泄热通腑、疏肝和胃、通降胆胃等调气之法。而治疗胃痛入络者，大致归纳以下六法：即和胃理气化瘀、温经散寒化瘀、清热凉血化瘀、疏肝理脾化瘀、健脾益气化瘀、养阴益胃化瘀。这些方法后面还会论述。

董老治疗胃痛瘀血证有如下常用药物：瘀血比较轻的用金铃子、延胡索；瘀血较重的善用刺猬皮、九香虫；另外善用蒲黄、五灵脂；如果瘀血偏有热的，用丹皮、赤芍；瘀血兼有阴虚的情况，用血丹参、沙参等。总之，治疗胃痛必须调和气血。

3. 湿热论

将湿热作为重要致病因素，始见于《内经》，历代医家对湿热病因学说均有发挥，论述最详的则为清代薛生白《湿热病篇》。湿热之邪与时令气候密切相关，长夏初秋，天暑下逼，地湿上蒸，湿中生热，人处于气交之中，怯者易着成病。

湿热外邪虽是致病重要因素，但不是决定因素，湿邪是否致病，其关键在于人体脾胃功能强弱。若脾胃内伤，运化失常，水湿内停，蕴而化热，虽未发病，却已潜藏发病之机，一旦外界湿热之邪较盛，便会"同气相求""内外相引"而发病。

薛生白明确提出湿热主伤脾胃的理论，即脾胃为湿热病变的中心。举个例子，湿热胃痛主要表现为胃脘痞闷而痛、恶心呕吐、嘈杂吞酸、胸闷纳呆、口黏而腻、心烦口苦、大便黏滞，舌红苔黄腻，脉濡数或滑数。治宜清化湿热，调中和胃，方用董氏连朴苓草汤加减：黄连、厚朴、藿香、佩兰、茯苓、通草、陈皮等，经过治疗以后这个病人取得了很好的疗效。稍微注解一下：若湿重于热，用药应侧重苦温燥湿；若热重于湿，用药宜侧重清胃泄热；若湿热久羁，必耗气伤阴，故气虚者酌加扁豆、山药等健脾利湿，阴伤者可选芦根、石斛等益阴和胃。

总体来说，董老的董氏连朴苓草汤以及刚才说的湿热论的董老的治法，体现出中医治疗一个很重要的理论和临床应用一个很重要的方法。以本方为例，本方旨在苦寒与辛温并进、芳香与燥湿并施，因热为阳邪，非苦寒不能解其热；湿为阴邪，非辛温不能宣通芳化其湿。故辛开湿滞，苦泄热壅。前贤有"欲清其热，应化其湿，欲化其湿，当宣通气机"之说。董老常说，临床应用此法，务必掌握清与化之分寸，只有清化合度，方能湿去热孤、热除湿化，病得速瘥。

4. 标本论

谈到虚实的时候，我觉得用虚实论还概括不了，后来我觉得用标本论可能更能概括董老的思想。胃痛日久，由胃及脾，可有虚象表现，但不能只见其虚，忽视其实，或只重其本，不顾其标。因此，对胃痛虚证不仅要针对病因治疗，还要权衡标本缓急轻重，或先祛邪后补虚，或补泻兼施，审察病证的标本，以定治法之先后逆从，这是辨证的重要内容。因此，《素问·标本病传论》强调："知标本者，万举万当，不知标本者，是谓妄行。"久病必虚，但结合临床实际，久病未必皆虚。如久病由气入络，可为瘀血实证；久病及脾，运化失司，水湿不化或复加情志、饮食所伤，往往又兼气滞、痰、湿、食滞等，形成虚实夹杂之证。

遇见本虚标实的情况，董老主张先治其标，着重祛邪，使胃复通降，脾得健运，从而恢复脾胃正常功能。例如脾虚湿阻证，先用藿香、佩兰、厚朴、陈皮、茯苓、通草等芳化淡渗，脾虚明显加山药、薏苡仁、扁豆等运脾和中；脾虚气滞证，先用苏梗、香附、陈皮、香橼皮、佛手等理气通降，虚证明显用党参、白术、炙甘草等顾本；脾虚食滞者，则先用焦三仙、鸡内金、陈皮、枳壳、莱菔子等消食导滞，脾虚明显加白术、太子参等消中兼补。

总之，董老长期从事临床，在实践中积累了丰富经验，认为胃痛的发生发展过程，可以分为三阶段，即在气、在血、虚证。其在气者又有气滞、湿阻、热蕴之分，在血者有寒热轻重之别，气滞者有胃、肝、胆之异，虚证者有阴阳之辨。只有掌握了胃痛证候转变规律，才有利于辨证治疗和判断预后。

二、 系列方药治胃痛

1. 胃气壅滞证

主症：胃脘胀痛，以胀为主，得嗳气或矢气则舒，或餐后加重。

次症：嗳气间作，腹胀纳呆，或胃脘痞满，排便不畅。

舌脉特点：舌红苔薄白或薄黄，脉弦。

方用董氏胃苏饮：苏梗、香附、陈皮、香橼皮、佛手、枳壳、大腹皮等。

2. 肝胃不和证

主症：胃脘胀痛，攻窜两胁，遇恼怒则发作或加重。

次症：嗳气频作，胸闷善太息，时有胁肋胀痛，偶作泛酸嘈杂。

舌脉特点：苔薄黄，脉弦。

方用董氏疏肝和胃汤：柴胡、白芍、香附、枳壳、金铃子、延胡索等。

3. 胃热内蕴证

比如胃溃疡，在消化性溃疡中，如果偏于胃溃疡属于胃热的多，如果属于十二指肠溃疡偏于虚的多。

主症：胃脘灼痛，痛热急迫，脘部灼热拒按，得凉则舒，遇热加重。

次症：烦渴多饮，口干口苦，便秘尿黄。

舌脉特点：舌红苔黄或黄厚，脉弦数有力。

方用董氏清胃散：黄连、黄芩、山栀、枳壳、香附、槟榔等。

4. 湿热中阻证

比如胆汁反流性胃炎，胆汁反流性食管炎，糜烂性胃炎，非萎缩性胃炎，这些类型的治疗效果都很好。我的一个博士生，他是新加坡人，我们做了一个调查，即新加坡、马来西亚与中国北京地区[1]，在反流性食管炎这一疾病上有什么地域性的不同？得出的结论是，的确有很大差距。所以说地域不同，气候、饮食的不同会造成疾病谱不同，治疗的方法也是相异的。

主症：胃脘痞闷而痛，泛恶呕吐，嘈杂吞酸，心烦口苦。

次症：胸闷纳呆，口黏而腻，身重肢倦，尿黄，大便黏滞。

舌脉特点：舌苔黄腻，脉濡数或滑数。

方用董氏连朴苓草汤：黄连、厚朴、茯苓、通草、藿香、佩兰、陈皮等。

5. 胆胃不和证

主症：胃脘堵闷疼痛，口苦或呕吐，胸胁苦满，泛酸嘈杂。

次症：胸脘烧灼感或偶感胁胀，口干便结。

[1]

新加坡、马来西亚地区属热带雨林气候，常年空气潮湿，当地人饮食中多含香辛料以祛湿。中国北京地区属典型的温带季风气候，夏季高温多雨，冬季寒冷干燥，春、秋短促。

舌脉特点：舌红苔薄黄，脉弦滑。

此证用清胆和胃的方法治疗，方用董氏清胆和胃汤：柴胡、黄芩、清半夏、竹茹、陈皮、枳壳等。尤其对胆汁反流性胃炎、胆汁反流性食管炎以及胃食管反流病等，用这个方子很好。

6. 寒热错杂证

主症：胃痛暴作，喜温喜按，但伴有烧心口苦或胸脘灼热，泛恶呕吐，痞满嘈杂。

次症：不思饮食，渴不思饮，肠鸣便溏。

舌脉特点：舌质淡红，苔薄黄或黄白相兼，脉弦细。

方用董氏温清饮：荜澄茄、香附、黄连、清半夏、黄芩、干姜、吴茱萸等。

我们传承过程中，董老不反对我们做胃镜，他把胃镜视为望诊的延伸，所以我非常敬佩董老，他不仅传承中医，而且吸纳西医学方法。

7. 瘀血阻络证

主症：胃脘疼痛，痛有定处，如刺如割，痛时较久。或胃脘胀痛，以痛为主。

次症：面唇色暗，久治乏效，食后痛甚或夜间尤剧。

舌脉特点：舌紫暗或有瘀斑瘀点，脉弦涩或弦细。

方用董氏胃痛宁加减：金铃子、元胡、赤白芍、五灵脂、香附、枳壳等。如见瘀血重症则与化瘀煎同用。

8. 脾胃气虚证

主症：胃脘隐痛，绵绵不止，喜暖喜按，空腹痛重，得食痛减，遇劳则发，食欲减退，大便溏薄。

次症：倦怠乏力，神疲懒言，面色不华，腹胀肠鸣。

舌脉特点：舌淡胖、边多齿痕，苔白。

方用董氏健脾汤：太子参、白术、茯苓、木香、砂仁、陈皮等。

9. 脾胃虚寒证

主症：胃脘隐痛或冷痛，喜温喜按，遇冷加重，畏寒肢冷，大便清稀，完谷不化。

次症：泛吐清水，神疲乏力，唇淡腹胀，口淡不渴，小便清长。

舌脉特点：舌淡胖苔白润，脉沉迟或细弱。

方用董氏温胃汤：黄芪、桂枝、白芍、炙甘草、荜澄茄、香附等。

10. 胃阴不足证

很多胃的疾病，比如萎缩性胃炎、胃食管反流病后期等，胃阴不足证在脾胃病后期占了很多。

主症：胃脘隐隐灼痛，空腹时重，嘈杂似饥，饥不欲食，咽干唇燥。

次症：口干舌燥，纳呆干呕，五心烦热，大便干结。

舌脉特点：舌红少津、有裂纹，少苔或剥脱苔，脉细数。

方用董氏养胃汤：芦根、石斛、沙参、麦冬、香橼皮等。

三、 常用药对和药串

1. 旋覆花、代赭石

旋覆花侧重在消痰浊、软坚散结，代赭石侧重在质地重坠、降痰涎，二药合用能降逆气、止呃逆，又能散水气、化痰结。适用于痰浊中阻，肝气上逆。肝胃气逆者旋覆花10g，代赭石10~20g。

2. 焦槟榔和大腹皮

大腹皮侧重在理气宽中、行水消肿，焦槟榔侧重在消积、驱虫、行气。二者虽来源相似，但功能却有不同之处。大腹皮散无形气滞，消胀而利水；槟榔消有形坚积，降气而行痰。两药配对，治疗气滞所造成的胸腹胀闷、嗳气呃逆、腹满、便难等症。

3. 预知子和白梅花

预知子具有疏肝和胃、理气散结的作用，白梅花具有疏肝和胃、理气化痰的作用。董老是从上海过来的，又到了南京和北京，所以他有一些南方用药的习惯。二者均有疏肝和胃的功效，且性平不燥，与肝胃"喜润恶燥"的生理特点相吻合，治疗肝胃不和所致脾胃病证，多有良效。

4. 广藿香和佩兰

在夏季，董老少不了用这个药对。广藿香具有芳香化浊、开胃止呕的作用，佩兰解暑化湿，辟秽和中。两个药配伍，同中有异。藿香芳香而不猛烈，温煦而不燥热；佩兰气味芳香，宣化湿浊而定痛。临证时二药合用，治疗湿热胃痞，以增芳香化浊、和胃止呕、醒脾增食之功。

5. 通草和淡竹叶

通草具有清心利尿作用，淡竹叶具有清热除烦、利尿作用。二者均可清利湿热，且淡竹叶轻灵透发，既可利湿，又能清透湿邪所化之热，使热透于外，湿渗于下。所以董老用药清灵流畅，很有特点，临证时常用二药治疗中焦胃热夹湿之候，以达清热利湿之功。

6. 川黄连和吴茱萸

川黄连清热燥湿、泻火解毒，吴茱萸温中、止痛、理气、燥湿。两药相配是左金丸，左金丸的比例董老一般用2:1。吴茱萸有止痛的功效，与黄连配伍辛开苦降可使湿热分消，防止过用寒凉、气机凝滞之弊端，可迅速止痛。临证时反酸兼有舌红苔黄者，应根据患者寒热多少，灵活使用二者用量。

7. 川楝子和延胡索

川楝子具有疏肝泄热、行气止痛、杀虫的作用，延胡索可活血散瘀、理气止痛。二者相须为用，不仅行气止痛之功倍增，又兼清热活血之效，对于肝郁化火、气滞血瘀之胸腹胁肋疼痛诸证甚合。临证常以二药配合使用治疗胸腹、胃脘、胁肋的气血瘀滞之疼痛，以和胃理气化瘀，常获良效。

8. 牡丹皮和赤芍

牡丹皮清热凉血、活血散瘀，赤芍清热凉血、活血祛瘀止痛。二者相须为用，清热凉血散瘀之功倍增。临证上对于胃热、肝胃郁热、热灼血络致瘀血者，常用二药清热凉血化瘀。

9. 丹参和北沙参

丹参活血化瘀止痛，北沙参滋阴清热、养胃生津，二者合用既可活血又可养血。临证上慢性胃病之瘀血痹阻常与津血亏虚并见，因而善用丹参、北沙参以养阴益胃化瘀。

10. 刺猬皮和九香虫

刺猬皮逐瘀滞、疏逆气，九香虫通滞气、理气止痛、益气壮阳。二者配伍，祛瘀血，通滞气，止痛止血，为治顽固性瘀血作痛之要药。临证上用于瘀血重症时常用此配伍，因两者均有异味，使用时均需炒制，且用量以各 6g 为宜。

———

四、 角药

角药，我定义为由三味药物组成的结构固定的使用方式。

1. 香附 – 紫苏梗 – 陈皮

香附，疏肝解郁，理气止痛；紫苏梗，顺气开郁和胃，常用于治疗胃脘胀满；陈皮，理气和胃，为脾胃宣通疏利之要药，具有能散、能燥、能和之功。临证上三者合用，既能和胃气，又能疏肝止痛。秉承"通降论"的思想，常三药合用治疗具有气机壅滞特点的消化系统疾病。

2. 柴胡 – 黄芩 – 清半夏

柴胡，具有出阳解郁之功，可解除气郁所化之热，疏畅三焦之气郁，升发阳气；黄芩，具有清泄肺胃肝胆内热之功效，黄芩与柴胡相伍，则清郁热作用加强；清半夏，燥湿运脾，开豁痰饮，降逆止呕，可佐柴胡、黄芩以疏郁逐邪。同时应用三种药治疗肝胃郁热，气机郁滞之胃脘灼热胀痛，反酸不适等症。

总而言之，今天跟大家一起分享了董老治疗胃病的四论，分享了董老治疗胃病中的在气、在血、虚证的三个阶段，分享了董老的药对和角药，谢谢大家。